魏氏伤科防治腰椎间盘突出症理论、模式与实践

主审　李飞跃

主编　薛　彬　奚小冰

上海浦江教育出版社

图书在版编目(CIP)数据

魏氏伤科防治腰椎间盘突出症理论、模式与实践/薛彬,奚小冰主编.—上海:上海浦江教育出版社有限公司,2024.4
ISBN 978-7-81121-867-1

Ⅰ.①魏… Ⅱ.①薛… ②奚… Ⅲ.①腰椎—椎间盘突出—中医治疗法 Ⅳ.①R274.915

中国国家版本馆CIP数据核字(2024)第079629号

WEISHI SHANGKE FANGZHI YAOZHUIJIANPAN
TUCHUZHENG LILUN、MOSHI YU SHIJIAN

魏氏伤科防治腰椎间盘突出症理论、模式与实践

上海浦江教育出版社出版发行

社址:上海海港大道1550号 邮政编码:201306
电话:(021)38284910(12)(发行) 38284923(总编室) 38284910(传真)
E-mail:cbs@shmtu.edu.cn URL:http://www.pujiangpress.com
上海光扬印务有限公司印装
幅面尺寸:170 mm×240 mm 印张:14.75 字数:233千字
2024年4月第1版 2024年5月第1次印刷
策划编辑:于 杰 责任编辑:李晓娟 封面设计:何 萌
定价:66.00元

前　言

　　腰椎间盘突出症是骨伤科临床常见病,严重影响患者的生活质量,并成为致残的重要原因之一。魏氏伤科作为我国著名的中医骨伤科流派,在治疗腰椎间盘突出症方面具有鲜明的流派特色,且具有较好的临床疗效。本书在魏氏伤科近百年发展传承的基础上,总结阐述其在治疗腰椎间盘突出症方面的学术精华与特色,比较全面、客观地反映魏氏伤科在防治腰椎间盘突出症学术传承及临床科研方面所取得的成果。

　　本书内容主要有三部分:第一部分,介绍魏氏伤科学术思想、治伤经验,历代魏氏伤科代表性传承人诊治腰椎间盘突出症经验沿革;同时介绍魏氏伤科治疗腰椎间盘突出症特色技术,阐释"气血为要、筋骨并重"学术思想在腰椎间盘突出症诊治中的应用,创新建立魏氏伤科手法诊疗腰椎间盘突出症筋骨评估模式。第二部分,系统介绍近年来魏氏伤科研究团队开展的魏氏伤科特色诊疗技术治疗腰椎间盘突出症相关临床研究,并重点介绍魏氏伤科特色诊疗技术——手法治疗腰椎间盘突出症的治伤机制研究。第三部分,介绍魏氏伤科流派名医在治疗腰椎间盘突出症方面的临床经验;同时附录部分名医验案,以期为临床提供参考。

　　全书特色在于注重理论与实践结合、传承与创新并重,既有魏氏伤科腰椎间盘突出症诊疗学术思想、临证经验的阐述,又有魏氏伤科特色技术在腰椎间盘突出症防治中的研究进展,内容充实、详略得当,可使读者对魏氏伤科腰椎间盘突出症诊治现状有直观形象的了解。

目　录

第一章

魏氏伤科学术流派学术思想与治伤经验

魏氏伤科是我国著名的中医骨伤科流派,该流派肇始于山东菏泽曹县梁堤头。魏指薪先生创建的、以魏氏伤科为核心的瑞金医院伤科成立于1956年,建科以后,经李国衡、施家忠教授及门人的传承发展,已成为沪上乃至全国颇有实力的专科,主要从事中医骨伤科医、教、研工作。该科现有医护人员30人、床位44张,并有独立门、急诊。1997年"瑞金伤科"成为上海市中西医结合骨折医疗协作中心,1998年包括伤科在内的瑞金医院"大中医科"被上海市卫生局评为综合性医院示范中医科。魏氏伤科流派2011年被上海市人民政府批准为第三批上海市非物质文化遗产传统医药项目;2012年瑞金医院伤科被确立为魏氏中医骨伤科流派传承研究基地,同时还被评为上海市第三批中医临床优势学科——魏氏中医骨伤科建设项目单位;2021年魏氏伤科流派正式被评为第五批国家级非物质文化遗产传统医药项目。

第一节　魏氏伤科流派学术思想

魏氏伤科治伤学术秉承中医整体观念,立足传统中医基础理论并紧密结合骨伤疾患临床特点,吸收中医各家临证精华,兼收并蓄,融会贯通,强调"内外并重、气血兼顾",创立了"气血为要、筋骨并重;肝肾为重、调摄脾胃;注重手法、调复平衡"的治伤学术思想。

一、气血为要,筋骨并重

《黄帝内经素问·调经论》指出"人之所有者,血与气耳"。从阴阳属性而言,气属阳,血属阴。气血为阴阳的物质基础,维持人体正常的生理活动的基础是气血调和,阴平阳秘;从气血功能而言,"气主煦之""血主濡之",人体正常新陈代谢都要靠气血的温煦、推动和滋养。就气血关系而言,"气为血之帅""血为气之母",气能生血、行血、摄血,血能养气、载气。故气血一阴一阳相互维系,气非血不和,血非气不运,诚如《不居集》所言:"一身气血,不能相离,气中有血,血中有气,气血相依,循环不已。"相反,人体发生疾病时,则为气血阴阳不和。诚如《素问·调经论》所云:"血气不和,百病乃变化而生。"

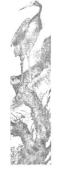

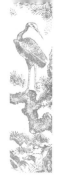

魏氏伤科认为，骨伤疾患虽多为皮肉筋骨之病，但也涉及脏腑经络，其疾病的发生都与气血密切相关。骨伤疾病多外伤，更多为《杂病源流犀烛》所言之"跌扑闪挫，卒然身受，由外及内，气血俱伤病也。"

气血既伤，当予调治。明代医家刘忠厚曾指出，"损伤一证，专从血论。"但他也并非只是从血论治、化瘀行血，而是主张"宜先逐瘀血，通经络，和血止痛，然后调养气血，补益胃气，无不效也。"也就是说先以逐瘀通络，继则调养气血。《素问·阴阳应象大论》云"气伤痛，形伤肿""先痛而后肿者气伤形也，先肿而后痛者形伤气也。"此乃气无形，故主痛；血有形，故主肿。前者为气伤多有气滞疼痛；后者指血伤多有瘀滞肿胀。肿痛按先后出现不同，反映气血损伤相互影响。故对损伤疾患治疗而言，如疼痛严重者，以理气、破气为主治疗；肿胀严重者，先以活血化瘀治之。但伤科疾患无论内伤、外伤，均多肿胀疼痛并见，故魏氏伤科治伤首重气血为要，即辨伤需明气血损伤情况，偏重伤气或偏重伤血，或气血俱伤。需要注意的是，治疗重在调理气血，不可一味专主气或专主血，而应气血兼顾，气血并重，两者不可偏废。

骨伤疾患，特别是损伤病证，除皮肉外，主要涉及筋、骨。骨动筋伤为损伤的主要病变。中医论及的"筋"主要包括肌腱、韧带、关节囊等。《灵枢·经脉》云"筋为刚"，《素问·五脏生成论》言"诸筋者，皆属于节"，《素问·痿论》曰"宗筋主束骨而利机关也"。故中医所指的"筋"，具有刚劲有力的特征，其功能为连接关节并维系关节屈伸活动等。《灵枢·经脉》言"骨为干"，《素问·脉要精微论》又云"骨者，髓之府，不能久立，行则振掉，骨将惫矣。"故骨主要为支撑身体和保护内脏。髓汇聚于骨内而养骨，若髓虚骨弱，则不能久立及行走震颤动摇。而筋骨两者之间密切相关，筋束骨，骨附筋，筋骨本相连，筋骨相互依赖而发挥正常生理功能。骨伤疾患，骨折必有筋伤，正骨同时需理筋；脱位复位时，则需通过筋的牵拉，顺筋理筋使脱位复正，因而在治疗上就应筋骨并重。故魏氏伤科认为，筋骨并重就是强调治骨与治筋并施。

二、肝肾为重，调摄脾胃

骨伤疾患诊治，临证除辨气血外，还需辨脏腑。魏氏伤科强调伤科辨证尤应重视辨脏腑,且当以肝肾为重,同样治疗也需注重调肝补肾。肝主筋,肝藏血,肝血充盈,血荣筋,筋得以濡养。而坠堕骨折等伤损时,恶血留内,败血归肝,故无论在生理还是病理上,肝与筋密切相关。肾藏精、生髓,髓充骨,肾受五脏六腑之精气而藏之并充养于骨。骨的生长发育依赖肾中精气。损伤之证,骨节受损必内动于肾;慢性劳损或中年以上又多肾精亏损、肝肾两虚,故筋骨、骨节伤损恢复,均需有赖于肾气的滋养。因之,魏氏伤科强调治伤当明肝肾虚实,临证调治肝肾至关重要。

调治肝肾的同时,不可忽视脾胃调摄。魏氏名言"治伤勿忘健脾",实际上是指治伤不能忽视脾胃调治。损伤或跌扑外伤,肌肤皮肉外伤,瘀滞阻络,气血失畅,脏腑不和,常致脾失健运、胃失和降。同时伤后疼痛,心烦意乱,思绪紊乱,耗神伤气,思伤及脾,也致脾胃失调。故魏氏伤科损伤初期治疗除活血化瘀治疗外,常合以健脾理气,使脾土复原,胃气得和,气血运行复原;损伤中期和营生新,更注重补脾益胃,使筋骨得以充分濡养;损伤后期,补益肝肾,配合和胃调中,使脾胃之气得养,运化有常,水谷精气不断充养肾中精气,促进损伤恢复。

三、注重手法,调复平衡

伤科手法是骨伤科重要的治疗手段,所谓手法是指医者使用双手在患者体表部位作各种不同的动作,以检查病情和进行治疗的外治方法。《医宗金鉴·正骨心法要旨》提出"手法者,诚正骨之首务哉",突出了手法在正骨中的重要作用,实际上伤筋、内伤也离不开手法治疗,手法与药物的相互配合构成骨伤疾患不可或缺的治疗方法。

魏氏伤科治伤十分重视手法的应用,认为跌打损伤必然使人体组织发生不同程度的紊乱,如骨折移位、关节脱位、筋翻筋走、滑膜嵌顿、气滞血凝等,均须依赖手法正骨理筋,理气活血消肿,以恢复正常的解剖结构和生理功能。魏氏伤科手法包括骨折复位、关节复位、软组织损伤和内伤治疗手法,为魏氏伤科临证重要治疗手段。魏指薪提出"手出于外,测知其内。法随病至,细析症状。心灵手巧,全赖功夫",即为手法首先通过"轻摸皮,重摸骨,不轻不重摸筋肌",以先后有序、轻重恰当、耐心细致的手法检查病况,详

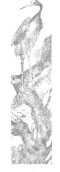

第一章　魏氏伤科学术流派学术思想与治伤经验

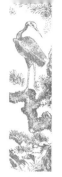

细判断病情,心手合一,而后实施手法治疗。魏氏所谓"功夫"有两个显著特点:一是在临床上要积累经验以求熟练掌握手法技巧;二是施手法者需锻炼基本功,以达到双手感应敏锐,手臂灵活有力,施法部位准确,作用深达病所。

魏指薪总结手法作用为:"能摸触其外,测知其内;能拨乱反正,正骨入穴,能使经筋归复常度;能开气窍引血归经。"并概括其手法作用除用于检查外,还有多项治疗作用:一为正骨,纠正骨折移位、骨缝参差及关节脱位,使骨合位正,骱位复原;二为理筋,使肌筋恢复正常位置和功能;三则"开气窍引血归经",即为行气利血。

此外,魏氏手法在正骨理筋的同时秉承中医整体观念理念,从损伤局部与整体的相互关系出发,要求手法能达到使脏腑、躯体、四肢、上下左右的经络通达的目的。在手法实施中,强调病在上取之下,病在下取之上;病在左取之右,病在右取之左;或上下左右同取,有所侧重,达到机体功能协调的"平衡"状态。

第二节　魏氏伤科流派治伤经验

魏氏伤科在其学术思想指导下,临证擅长内治、外治配合,手法与导引相辅佐,形成其特色诊治经验:主要为辨伤多位合参、理伤内外合治、治伤推崇手法、愈伤重视导引。

一、辨伤多位合参

魏氏伤科辨伤从损伤分类入手,进而辨别损伤伤在气血或伤在脏腑及所伤部位不同,多位合参综合判断病情。魏氏将各种损伤区分为硬伤、软伤、外伤、内伤四大类别。硬伤是指不同类型的骨折、骨裂、关节脱位、半脱位、骨错缝等;软伤是指肌腱、韧带、血脉、软骨、关节囊、骨膜、筋膜等各种软组织损伤;外伤是指皮肉创伤出血、感染化脓、异物刺伤以及汤烫火伤等;内伤是指脏腑气血损伤、奇恒之腑损伤和头、胸胁、腹腔内伤等及风寒湿痹等杂证。内伤以脏腑气血损伤为主,应用传统的四诊八纲来确定损伤部位和病理变化;外伤以筋骨、皮肉、脉为主,运用"望、比、摸"等法检查对损伤部位、性质和程度进行判断。

二、理伤内外合治

骨伤疾患，无论硬伤如骨折、脱位、骨缝参差，或筋、肉、皮脉等软伤以及外伤皮肉破绽，内伤头部脑髓、胸胁脘腹损伤以及伤科杂证，相互间有密切联系。

机体损伤内外互应，故魏氏伤科辨证施治强调在整体观指导下内治与外治配合，但同时应有所侧重。损伤病证局部症状为主者，以外治为主；兼夹全身症状明显者，多以内治为主；局部症状与全身症状并重者，则应内外兼治。除有内伤和全身症状者外，多重用外治。魏氏伤科内治、外治各具特色，在疾病治疗的不同阶段，或偏重于内治，或偏重于外治，各有侧重。

三、治伤推崇手法

魏氏伤科认为，跌打损伤人体组织必然发生不同程度的紊乱，如骨折移位、关节脱位、骨错缝、筋翻、筋出槽等改变，或内伤气滞血瘀等，均可手法正骨理筋、顺气活血，以骨正筋柔，气血以流，愈伤起废。

四、愈伤重视导引

导引对骨伤疾患不仅具有治疗作用，同时也具有康复及预防作用。魏氏伤科临证常将导引作为药物治疗和手法治疗的补充，其导引为善用肢体运动治疗及康复保健结合。

魏氏伤科导引特点为躯体运动与自身呼吸配合或两者分开各自运动，主要为"摇筋骨，动肢节"，其内容包括活动肢体、动摇筋骨、自身按摩、擎手引气等多种形式。魏氏伤科导引分为45种，涉及躯体、四肢关节，形成一套较为完整的骨伤导引体系。

导引作为患者主动功能康复手段，主张诸多损伤都应考虑早期功能锻炼，往往可以与药物、手法起到协调的治疗效果。

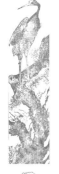

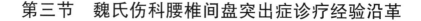

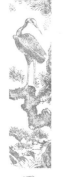

第三节　魏氏伤科腰椎间盘突出症诊疗经验沿革

魏氏伤科是我国著名的中医骨伤科流派,肇始于山东菏泽曹县梁堤头,由魏指薪先生发展壮大。魏指薪出身于当地世代行医之家,当时魏家擅长中医喉科、妇科和骨伤科,至第二十一代传人魏指薪则重点弘扬发展魏家祖传中医骨伤诊疗技术,他在继承家传治伤经验基础上,通过不断探索和积累,形成魏氏伤科治伤体系,其学术又经后代传人不断丰富完善,并加以发展深化,成为我国传统医学中独树一帜的中医骨伤科流派,影响遍及国内外。作为魏氏伤科奠基人,魏指薪为魏氏伤科形成及发展做出了突出贡献。

一、魏指薪教授论治腰椎间盘突出症

(一)魏指薪教授的腰椎间盘突出症的认识

腰椎间盘突出症是现代的医学名词,相当于中医学的"腰痛""痹症"等,是引起下背痛的主要原因之一,亦是劳动人民的主要职业性疾患,它使劳动人民缺勤率增高,严重影响生产,因而,给社会主义建设事业或多或少带来损失。从此病的症状腰腿痛、行动牵制、腰胯痛等来看,我国历代文献中记载是不少的。隋代巢元方的《诸病源候论》"腰脚疼痛候"中有"劳伤则肾虚,虚则受于风冷,风冷与真气交争,故腰脚痛"的记载。唐代孙思邈在《千金方》中亦有"夫腰背痛者,皆由肾气虚弱,卧冷湿地,当风得之,若不速治,湿流入脚的为偏枯冷痹,或腰痛脚重痹急,宜服独活寄生汤"之记载。元代朱丹溪《脉因证治》论腰胯重痛说:"风寒湿流注筋络,结凝骨节,气血不和而痛。"清代吴谦《医宗金鉴·正骨心法要旨》记载有"腰骨,若跌打损伤,瘀聚凝结,腰筋僵硬,宜手法将两旁脊筋向内归附膂骨",并提出了手法操作的方法。

魏指薪教授立足上述中医理论,认为腰椎间盘突出症病因病机主要为:①由肾气虚弱、体力不足、疲倦过度;②风寒湿流注筋络、气血不和;③各种损伤,尤其是扭伤,亦为此病病因之一。

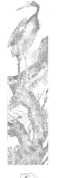

(二)魏指薪教授治疗腰椎间盘突出症特色

魏指薪教授诊疗腰椎间盘突出症首重辨别虚实,主张综合治疗,善于综合运用中医手法、导引锻炼、中药内服外用等治疗。

1.手法治疗

魏指薪教授认为腰椎间盘突出症起于风寒湿流注筋络,结凝骨节,气血不和,筋络牵制作痛,手法可以起到顺筋、疏经通络、调和气血之贡献。临床主张运用五步手法治疗,具体操作步骤如下。

第一步:患者俯卧床上,一助手握住两侧腋部,另一助手握住两足。施术者按脊旁两侧足太阳经的俞穴,自上而下地进行按揉(即按摩)。并从两环跳穴、委中穴,以至承山穴,均按揉1遍。按揉至穴位时,须停留按揉3遍,然后回至腰部。

第二步:用手按定腰骶部,如疼痛向右下肢放射,则用左手按定腰部,右手拔拉患者右足。拔拉时,握住腋部的手不动,另一助手则固定健足,使之与腰成一直线。施术者一手按腰向下用力,一手提拔患腿向上。先作轻轻晃动,然后用力急拉。若有"的答"响声,则效果必佳。

第三步:将患腿放下,再按照第一步骤,自腰而下进行按揉。

第四步:将一手复置于腰背上,另一手拳击其手背上,按督脉的分布情况自上而下,轻轻撞击,击至腰部时,连击3下。

第五步:以手掌从肩胛骨后太阳经之第二条侧线,自上而下按揉。按至腰部,连续按揉3次,第四遍按揉至足跟。在按揉时,手需紧贴皮肤,用力下揪,不可轻轻置于表皮上。

上述手法五步作为1节,每次须连续施行3节。在治疗过程中,当拉下肢时,可能听的响声,但有的亦可以无声。第一次操作时往往可有响声,以后亦不一定有。如腰部有严重侧突,同时肌肉有极度强硬而拔拉困难时,往往不能获得响声,因此其疗效亦较差。于手法后,病人常感不适,故手法完毕后,病人应平卧片刻,然后离院。每周治疗1~2次,3个月为1个疗程。

2.导引锻炼

这是一种自我锻炼方法,可以加强疗效,补手法之不足。常用的导引锻炼:和腰导引。锻炼方法:患者站立位,两手上举,两足并齐,用手握住上面

第一章 魏氏伤科学术流派学术思想与治伤经验

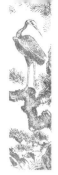

的横木,将腰垂直、拔直,先向右转动10次,再向左转动10次。如此每日锻炼两次,对患有严重侧突的病例,导引锻炼可能有困难。

3.中药内服外用

魏指薪教授在运用中药内服治疗时,主张分清患者虚实情况,并按体质的不同予以加减。形体消瘦,头晕体倦,脉细无力,则此证属虚;形体强壮,脉大有力,无明显虚弱症状者,则属实。

在治疗过程中,虚者应偏重补肾益血,实者则应偏重舒筋活血散瘀、祛风寒湿。

虚证:以四物止痛汤或用八珍汤为主,外加续断、杜仲、木瓜、牛膝、五加皮、甘草。两方作用相同,视患者反应的情况加以选择。

实证:患者体质强健,可用独活寄生汤;体质较差,可用舒筋活血汤。上述各方剂的头煎作内服后,二煎做热敷。

如患者连续服用汤剂后,出现胃呆泛恶现象,一般建议患者改用中成药(虚证:扶气丹、青娥丹、虎潜丸;实证:黎洞丹、人参再造丸、大活络丹、壮筋丸、黑虎丹)。

二、李国衡教授论治腰椎间盘突出症

李国衡(1924年—2005年)为我国著名的中医骨伤科专家,上海交通大学医学院附属瑞金医院终身教授,国务院政府特殊津贴获得者,上海第二医科大学教授,上海市伤骨科研究所副所长,上海第二医科大学附属瑞金医院伤科主任、主任医师,中国医药学会第一届理事,中国中医药学会骨伤科分会副主任委员,上海市中医药学会常务理事、伤科学会主任委员,全国首批名老中医药专家学术经验继承工作指导老师,魏氏伤科疗法第二十二代代表性传承人。

(一)李国衡教授对腰椎间盘突出症的认识

李国衡教授认为,腰者,一身之要也,其活动幅度较大,过度负重,下腰部椎间盘承受压力最大,容易引起腰椎间盘突出;或者由于年龄的增长,椎间盘弹性功能出现不同程度的减退,容易诱发各种退行性改变,当受到外伤时,腰部失去平衡而发生椎间盘突出。突出的部位多数为纤维环后部以及后中线两侧比较薄弱处。当腰椎呈前屈位,后纤维环与后纵韧带极度绷紧,髓核由此突出,压迫邻近神经根,出现腰腿酸痛,麻木、脊柱侧凸,直腿抬举限制等诸症。当疾病发生后,由于邻近神经根受到压迫,在急性期间局部出现充血水肿;慢性期间形成瘀滞,粘连等各种病变。在治疗上除手法等解除神经根的压迫外,还须适用中药辨证内治来改善或消除水肿、瘀滞粘连等病变,这对症状迅速缓解和椎间盘周围组织修复均具有一定的作用。

李国衡教授临床诊疗腰椎间盘突出症主张采用手法、药物、牵引等综合治疗,认为大多数患者均可得到不同程度的改善。如果经过3～6月治疗后,症状仍不见好转则考虑手术治疗。不论非手术或手术治疗,应用中药辨证内治都是一个重要环节。

(二)李国衡教授分期分型治疗腰椎间盘突出症

李国衡教授治疗本病从辨病与辨证结合出发,主张分期论治,将腰椎间盘突出症分为急性发作期、突出梗阻期、症状缓解期、基本恢复期。

1.急性发作期

包括损伤引起原发性急性腰椎间盘突出,也包括原有腰椎间盘突出症史,因外伤、用力失衡、剧烈咳嗽等诱发急性发作。它可以是纤维完全破裂明显凸起或突出物游离,对神经根明显卡压造成神经根急性充血水肿。此期血瘀阻滞,局部水湿滞留,或筋络拘挛腰痛,或腰腿痛症状急性发作,腰痛剧烈,腰部肌肉明显痉挛。

2.突出梗阻期

分三个型(轻型、中型、重型)。

(1)轻型 也称幼稚型。纤维环内层有轻小破裂,外层保持完整,但因髓核压力向外隆起,使神经根牵拉紧张。此期气滞血瘀、经络失畅,腰痛及下肢放射痛存在;脊柱侧弯不明显或轻度侧弯;直腿抬高受限,约50°;下肢远端肌力正常;跟腱反射无明显变化;患者能行动或能坚持工作。

(2)中型 又称突出型或移行型。纤维内层裂隙较大,外层虽尚完整,但凸度增大,髓核物质突出较大,此期气滞血瘀,经络不通,腰痛及下肢痛明显;脊柱侧弯明显;直腿抬高受限,约30°;下肢远端肌力正常或轻度减退;跟腱反射正常或迟钝,下肢小腿及足部皮肤感觉减退。

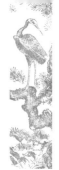

（3）重型　又称成熟型或游离型。纤维完全破裂,髓核突出入椎管内,此期血瘀凝滞,经络阻遏,患者可有腰腿痛持续发作,腰部活动明显受限,多伴肌力及下肢皮肤感觉明显改变。

3.症状缓解期

经过治疗,或休息后,腰腿痛症状缓解,体征改善,患者多为肌筋不舒,筋缩络道不畅,故仍有腰腿牵制不适或皮肤感觉麻木。

4.基本恢复期

主要症状基本消失,为病情康复阶段,此期多肝肾不足,骨弱筋痿,可有腰腿乏力,多行后不适。

（三）李国衡教授中药内治腰椎间盘突出症特色

李国衡教授中药内治主张分期分型辩证论治。急性发作期以活血化瘀、利水消肿为大法;突出梗阻期以理气活血、化瘀通络止痛为大法;症状缓解期以舒筋通络止痛为大法;恢复期以滋补肝肾、强壮筋骨为大法。另外,在腰椎间盘突出症急性期后,李国衡教授主张即可中药腰臀部热敷治疗,常用方:蒸敷方或腰脊胸腔洗方热敷,每日2次。有条件者可用热敷床治疗,每日2次腰部熏蒸热敷。

三、李飞跃教授论治腰椎间盘突出症

李飞跃(1958年—),上海交通大学医学院附属瑞金医院伤科主任医师,上海市伤骨科研究所副所长,第四届上海市名中医,上海市中医药学会理事,中华中医药学会骨伤分会常务委员,上海市中医药学会骨伤科分会主任委员,第四、五、六批全国老中医药专家学术经验继承工作指导老师,国家级及上海市非物质文化遗产传统医药项目——魏氏伤科疗法第二十三代代表性传承人。

（一）李飞跃教授对腰椎间盘突出症病因病机认识

1.气血失调是其本

《黄帝内经》中所载的气血理论奠定了中医骨伤科生理学和病理学的基础。《素问·调经论》云:"人之所有者,血与气耳……血气不和,百病乃变化而生。"《景岳全书》曰:"凡为七窍之灵,为四肢之用,为筋骨之柔和,为肌肉之丰盛,以及滋脏腑、安神魂、润颜色、充营卫,津液得以通行,二阴得以调畅,

凡形质所生,无非气血之也。"《寿世保元》谓:"人生之初,具此阴阳,则亦具此气血;所以得全生命者,气与血也;血气者,人身之根本也。"机体抗拒外邪、百节屈伸活动皆依赖于气血的充养。

李教授认为,腰椎间盘突出症病因病机错综复杂,脏腑气血虚损、气滞、瘀血、跌扑闪挫、风寒湿外邪等都可以导致腰痛,但其根本病因在于气血失调。中医诊治骨伤科疾病时重视和强调人体气血的变化。中医学理论认为,气血是中医骨伤科疾病辨证的关键所在。久坐、久站、长期弯腰等过度劳累都可导致脏腑气血虚损、筋骨失养;气滞、瘀血、跌扑闪挫、风寒湿外邪等阻滞体内气血正常运行,造成气血运行失调。正如《素问·举痛论》曰:"经脉流行不止、环周不休,寒气入经而稽迟,泣而不行,客于脉外则血少,客于脉中则气不通,故卒然而痛。"寒气客于经脉之内外,既可导致气滞血瘀,不通而痛;亦可导致气虚血少,不荣而痛。《素问·痹论》曰:"荣者,水谷之精气也……卫者,水谷之悍气也……逆其气则病,从其气则愈,不与风寒湿气合,故不为痹。"

李教授指出,腰椎间盘突出症是人体脏腑气血失调的外在反映。肝藏血,血养筋,肝血充盛,则筋力强健;脾为气血生化之源,主肌肉生长和运动;肾主骨而藏精,肾气充则骨坚而立。肝、肾、脾功能异常造成人体气血失调,骨骼痿软无力,肌肉疲惫,进而出现疼痛、活动不利、乏力、麻木等症状。气血不足又易致风寒湿等外邪乘虚而入,骨骼痿软、肌肉无力则使机体易出现闪挫、劳损等。风寒湿邪、跌扑闪挫等都可造成经脉瘀滞,气血流通不畅,形成瘀滞不通的短暂病程。正如《外科证治全书·论痛》曰:"诸痛皆由气血瘀滞不通而致。"李教授认为,气血失调,阻于腰间,则可令人腰痛;若阻于下肢经络之间,下肢气血运行失畅,则可产生下肢麻木。此外,部分患者常有跌扑闪挫病史,离经之血瘀蓄积腰臀,若遇寒湿之邪,则气机阻滞,寒湿、瘀血两邪胶着,使得疼痛愈加明显,病情更为缠绵。因此,李教授强调气血失调是腰椎间盘突出症的病机之本,在临床诊治腰椎间盘突出症时应审证求因,尤重气血,标本兼顾。

2.筋骨失衡是其标

整体恒动观是中医学的核心理论。中医学理论认为,人体是一个有机

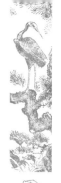

联系的整体,各系统互相依存,共同维持机体平衡,而筋骨平衡对维持人体脊柱正常功能至关重要。筋骨理论是中医骨伤科学的重要理论,亦是中医学理论体系中的瑰宝。《灵枢·经脉》中"骨为干,脉为营,筋为刚,肉为墙"的论述,明确指出了筋骨之间相互依存、互为根本的动态平衡关系。《素问·痿论》中"宗筋主束骨而利关节也"的论述,阐明了"筋束骨、骨缚筋"的平衡统一观。《素问·生气通天论》"骨正筋柔,气血以流,腠理以密"与《素问·脉要精微论》"骨者髓之府,不能久立,行则振掉,骨将惫矣"的论述,均阐述了"骨正筋柔"的筋骨平衡状态对于维持人体气血调和、脊柱关节正常生理功能的重要性。

《医宗金鉴·正骨心法要旨》曰:"骨肉相连,筋可束骨……诸筋从骨,连续缠固,手所以能摄,足所以能步,凡阙运动,罔不顺从。"生理状态下,筋骨连接形成统一的人体支撑系统,筋与骨处于动态平衡状态,即"筋骨平衡";反之,筋与骨的力学平衡失调,则会引起诸如腰椎间盘突出症等以损伤、退行性病变为主的慢性筋骨疾病。临床研究显示,90%以上的腰痛与腰部肌群、腰椎间关节的"筋骨平衡"异常有关。李教授认为,腰椎间盘突出症与筋骨关系密切。腰部的筋包括腰部肌肉、韧带、椎间盘、髓核、血管、神经等;骨及骨关节,属于奇恒之腑,包括腰椎椎体、关节突关节。筋附着于骨,二者共同在维持脊柱生物力学平衡方面发挥着重要作用。筋伤会引起关节失稳、失养、活动异常等,久之则出现劳损性病变;骨伤则筋无所张、失用,进而出现"筋弛""筋伤"。腰椎间盘突出症患者出现腰腿疼痛、活动不利,甚至腰椎侧弯等表现,主要是由于筋骨生理平衡被打破,出现筋骨失衡的病理变化,所谓"筋失衡""骨失位"。筋转而不束骨,脊柱内源性平衡被打破,致使椎小关节空间位置改变,出现关节突关节错缝,进而引发一系列临床症状。隋代医家巢元方尤为推崇"筋骨同治,筋骨并重"的治疗理念,并提出了"筋骨辨证"的理念。李教授立足魏氏伤科筋骨并重的学术理念,结合现代生物力学理论,创造性地提出腰椎间盘突出症"筋骨失衡,筋骨并重"的手法辨证治疗理念,将腰椎间盘突出症的筋骨失衡态归纳为三种形态:即筋与筋之间的失衡,筋与骨之间的失位,骨与骨之间的错位。因此,李教授在腰椎间盘突出症的诊疗上主张分清筋骨失衡的形态,有针对性地恢复筋骨的内在生物力学平衡,从而恢复脊柱功能平衡。

(二)李飞跃教授诊疗腰椎间盘突出症临床思路

李教授诊治腰椎间盘突出症,遵循《正体类要》"肢体损于外,则气血伤于内,营卫有所不贯,脏腑由之不和"的思想。李教授认为,气血与筋骨构成人体支撑系统,气血畅达是骨正筋柔的前提和基础,而骨正筋柔是气血畅达的必要条件;气血失调可引起气血运行不畅,导致筋骨失养、筋痿骨废,而筋骨失衡则由于筋骨的相对位置和结构紊乱,影响气血运行,进而导致气血失调。针对腰椎间盘突出症"气血失调"的病因病机,李教授注重采用中药内服调养气血,使脏腑气血调和,同时针对由内、外病邪引动而发,配合补益肝肾、活血化瘀或祛风(寒、热)除湿等治法。

魏氏手法与导引是李教授在临床中尤好使用的特色诊疗技术。李教授认为,这两种技术在腰椎间盘突出症的治疗上可起到舒筋调骨,调理气血的作用。他认为腰椎间盘突出症患者早期疼痛剧烈,腰背肌肌张力高,肌肉顺应性下降,筋膜水肿,关节突关节多处于交锁状态,主张采用魏氏督脉经手法缓解肌肉痉挛、消除筋膜水肿,解除关节突关节交锁,进而恢复腰部筋骨力学平衡;中后期因腰背肌长期萎废不用,加之突出节段椎间盘高度下降,阻滞体内气血运行,致使筋骨失养、筋痿骨废,筋骨无法维持正常功能,应该注重恢复腰背部气血正常运行,强调增加腰背肌肌力,主张以魏氏二步七法配合撑弓导引、蹬足错胯导引来恢复腰椎筋骨力学平衡。

(三)李飞跃教授临床分期治疗腰椎间盘突出症

李飞跃教授治疗本病从辨病与辨证结合出发,主张分期论治,将腰椎间盘突出症分为急性期、慢性期、缓解恢复期。

1.急性期

临床以疼痛剧烈及活动受限构成的被动体位为主要表现。此期患者多表现为疼痛剧烈,刻无安宁,腰背肌肉痉挛,脊柱显著侧凸、后凸畸形;棘旁显著压痛并向下肢放射,局部扣击痛;被迫卧床,坐起或站立、行走则痛剧。临床检查体征明显。此期一般为2周左右。

2.慢性期

急性期症状体征缓解后,患者下肢放射痛有减轻,脊柱保护性畸形明显

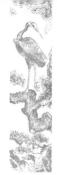

改善,直腿抬高幅度有提高,棘旁压痛存在;可短暂坐起和进行短距离行走,此期一般为4周左右。

3.缓解恢复期

患者经治疗,腰痛及下肢放射痛明显缓解,但仍有下肢部分酸胀、麻木、不适感,劳累后上述症状加重。

参考文献

[1] 上海市伤科研究所.伤科论文汇编:第二辑[M].上海:上海科学技术出版社,1959.

[2] 李飞跃.魏氏伤科李国衡[M].北京:人民卫生出版社,2008.

[3] 李飞跃.魏氏伤科治疗学:治伤手法、导引疗法及用药[M].上海:上海科学技术出版社,2015.

第二章

魏氏伤科防治腰椎间盘突出症特色技术

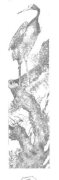

第一节　魏氏伤科特色内服药物

伸筋活血合剂是瑞金医院已故名老中医魏指薪教授经长期临床实践经验总结出来的经验方制成的自制制剂,至今已使用30多年,含伸筋草、白芍、甘草、续断等12味中药,具有伸筋活络、活血镇痛功效,可主治跌打损伤、劳损、寒湿入络、腰膝顽痛、麻木不利等症。临床广泛用于腰椎间盘突出症的治疗,既往我们针对伸筋活血合剂开展了如下研究。

研究一　采用高效液相色谱法(HPLC)对方中白芍的主要成分芍药苷进行含量测定。研究结果显示:①所建立的方法可用于伸筋活血合剂的质量标准研究;②不同批号的伸筋活血合剂之间有含量差异(批间相对标准偏差为17.44%)。原因有两种,一是因为白芍的产地、采收期和生长年限的差异造成芍药苷含量的不同;二是因为合剂中使用的白芍为炮制品(麸炒白芍),白芍经炮制后芍药苷含量下降。因此,在大规模生产前,仅做简单的中药理化鉴别等,并不能决定该中药的质量优劣,可适当增加白芍投料前的含量测定,根据情况建立炮制品含量限度,以保证生产的伸筋活血合剂的质量。本研究为伸筋活血合剂的质量控制提供了可靠的依据。

研究二　为保证临床用药安全、有效、合理,本研究对伸筋活血合剂中白芍、甘草、续断、伸筋草进行了薄层色谱(TLC)定性鉴别,以为其质量控制提供试验依据。白芍供试品溶液的制备中,样品先用乙醚除去大部分脂溶性杂质,再用正丁醇萃取,可有效改善溶液的乳化现象,除杂效果也较好;同时,样品经过中性氧化铝柱处理,以甲醇洗脱部分鉴别白芍,减少了不同成分的相互干扰,色谱质量明显提高。甘草在本合剂用量较少,用《中国药典》和文献报道的制备供试品溶液方法和展开系统均未能得到清晰的斑点。后在水溶液中加酸调节pH,析出游离的甘草酸。同时,试验时分别以正丁醇-浓氨溶液-乙醇(2:1:1)与常用的乙酸乙酯-甲酸-冰醋酸-水(30:2:2:4)作展开剂进行比较,结果以前者作为展开剂,可使甘草斑点清晰、分离度变好,阴性对照无干扰。在对伸筋草进行TCL鉴别时,制剂中没有色谱特征斑点,而药材鉴别无不妥。其原因可能是,伸筋草对照药材与药材供试液制备中

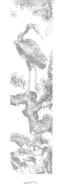

未经煎煮、浓缩等热处理过程,成分得以有效保留;而制剂生产过程中,伸筋草需煎煮、浓缩,挥发性成分可能损耗而减少,因而无对照药材的特征斑点。因此,为了全面控制伸筋活血合剂的质量,需对其传统生产工艺进行适当的改进研究。综上所述,本试验方法简便、专属性强、重现性好,可用于伸筋活血合剂的质量控制。

研究三　评价伸筋活血合剂安全性,本研究按照《药物非临床研究质量管理规范》和中药、天然药物急性以及长期毒性实验技术指导原则,通过对大鼠、小鼠灌胃给药,对该合剂进行了安全性评价,测定了最大给药量。研究结果显示:伸筋活血合剂处方中不含毒性药材或配伍禁忌,严格按中医理论组方,全部药味为2005年版《中华人民共和国药典》(一部)收载药材,均为低毒、安全的中药。

研究四　探讨伸筋活血合剂的抗炎、镇痛和治疗软组织损伤的作用,本研究通过小鼠耳肿胀、大鼠足跖肿胀、醋酸引起的毛细血管通透性增强的实验,模拟炎症早期毛细血管扩张、通透性亢进、渗出和水肿的情况,并用大鼠急性软组织损伤模型考查软组织损伤修复作用。研究结果表明:伸筋活血合剂对小鼠耳肿、大鼠足肿和通透性增强有明显的抗炎作用,促进损伤软组织修复;伸筋活血合剂具有良好的抗急性软组织损伤作用,且具有剂量相关性;筋活血合剂对热刺激引起的疼痛没有明显的抑制作用,而对腹腔注射醋酸所产生外周神经性疼痛有较好的抑制作用,提示伸筋活血合剂主要具有外周镇痛作用。

研究五　研究伸筋活血汤对低氧诱导因子1α基因敲除小鼠腰椎间盘退变情况的作用及其发挥作用的可能机制。利用Micro RNA芯片技术,本研究发现伸筋活血汤对腰椎间盘中的miR-144-5p、miR-455-5p及miR-702-3p的表达有上调作用($p<0.05$),而下调miR-340-3p的表达($p<0.05$),实时荧光定量PCR检测进一步验证了实验结果。这提示伸筋活血汤可能通过调节miRNAs的表达来延缓低氧诱导因-1α基因缺失引起的腰椎间盘退变。进一步研究显示中药复方伸筋活血汤干预1个月后,与对照组比较,小鼠髓核细胞数量多,排列较整齐,髓核中裂痕减少,终板破损和骨化延缓,进一步表明伸筋活血汤能够延缓椎间盘退变的作用。

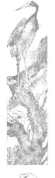

参考文献

[1]于建华.现代中医药文库·临床应用系列·二十世纪中医药最佳处方(骨伤科卷)[M].北京:学苑出版社,2002:236

[2]杨婉花,林兰,李娟,等.伸筋活血合剂安全性评价实验[J].药学服务与研究,2010,10(6):465-467.

[3]刘涛,张昊.伸筋活血汤治疗腰椎间盘突出症疗效观察[J].陕西中医,2014,35(11):1533-1534.

[4]眷少汀.脊柱退变性疾患相关问题[J].脊柱外科杂志,2003,1(2):124-126.

[5]李峰,新燕,霍洪军,等.退变性椎间盘疾病的遗传学研究现状[J].北方药学,2012,9(3):44-46.

[6]罗常,杨大志.椎间盘再生组织工程的研究进展[J].山东医药,2017,57(21):107-109.

[7]孟祥超,王君,张兴凯.低氧诱导因子-1α与椎间盘退变[J].国际骨科学杂志,2015,36(4):264-268.

[8]陈涛,杨建东,黄泽楠,等.低氧诱导因子在调节椎间盘髓核细胞功能中的研究进展[J].中华临床医师杂志(电子版),2016,10(19):2898-2902.

[9]杨哲,李树文.脊索细胞维持椎间盘髓核软骨样细胞增殖与表型的研究进展[J].中国组织工程研究,2016,20(2):261-266.

[10]施杞,王拥军.慢性筋骨病与中医药防治研究[J].老年医学与保健,2015,21(2):65-67.

[11] MERCERON C, MANGIAVINI L, ROBLING A, et al. Loss of HIF-1α in the notochord results in cell death and complete disappearance of the nucleus pulposus[J]. PLoS One, 2014, 9(10):e110768.

[12]许敬人,詹红生.椎间盘退变机制及中药对其的干预作用[J].临床和实验医学杂志,2015,14(19):1657-1660.

[13]陈祁青,赵继荣,李红专.中药干预椎间盘退变的实验研究概况[J].中国中医骨伤科杂志,2011,19(3):65-67.

[14] LIANG Q Q, XI Z J, BIAN Q, et al. Herb formula "Fufangqishe-Pill" prevents upright posture-induced intervertebral disc degeneration at the lumbar in rats[J]. J Pharmacol Sci, 2010, 113(1):23-31.

[15]李靖,宋晓凯.近年来国内外中药抗炎作用机制研究概况[J].实用药物与临床,2012,15(3):171-173.

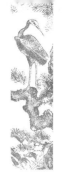

第二节 魏氏伤科特色外用药物

中药煎洗局部熏洗、热敷是中医骨伤科常用外治法之一。魏氏伤科临床治疗腰椎间盘突出症对此法非常重视,针对腰背部的热敷治疗,开发出特色外用方药,主要包括蒸敷方和热敷床方。

一、蒸敷方

蒸敷方是魏氏伤科在传统洗方及熨药的基础上改良而成的外用制剂。为配方药物经加工粉碎成细末,装入布袋中,隔水蒸热,热敷患处,或者置于一特定的热敷器械加热槽内,通过水煮煎沸药液,用蒸汽熏蒸患处。

【处方】全当归、川桂枝、川红花、扦扦活、五加皮、路路通、虎杖根、络石藤、川羌活。

【功效】活血,祛风,通络,逐痹,止痛。

【主治】跌打损伤后期,局部疼痛;风寒湿痹阻络而致骨与关节疼痛;颈腰椎退变及椎间盘病变引起的疼痛酸麻等症。

【用法】上药共研为细末,装入布袋中,袋口缝合,将药袋置于锅内隔水蒸热,热敷患处。药袋温度较高时为防止烫伤皮肤,可在药袋外包裹拧干的湿毛巾1~2条,待药袋温度降低后,可去除毛巾,直接热敷患处皮肤。每剂药可连续用2~3日,每日用1~2次,每次用时均需要蒸热应用。局部寒邪伏滞,畏寒症状明显者,可于方中另加老姜(切碎)30 g蒸敷。

【方解】当归、红花活血化瘀,其中红花又具备祛瘀止痛之功。扦扦活、路路通活血止痛,又可祛风通络、化湿消肿,《本草拾遗》称路路通能“通十二经穴”。络石藤功能舒筋活络,“善走经络,通达四肢”,其舒节活络,宣通痹痛甚验。虎杖根则长于破瘀通经,合桂枝、羌活温通经络以通痹;配以五加皮则以其辛苦温之性,达到辛以散风、苦以燥湿、温以驱寒的作用。

二、热敷床方

【处方】全当归、羌独活、银花藤、川红花、川桂枝、伸筋草、老紫草、海桐皮、透骨草、扦扦活、络石藤、川牛膝。

【功效】温经散寒,祛风通络,活血止痛。

【主治】腰背、臀部疼痛为主症之腰背筋膜劳损、腰椎间盘突出症,特别对夹杂风寒痹阻尤宜。

【用法】将上药共研为粗末装入布袋中,置于热敷床加热槽中,再注水加热,熏蒸颈背、腰臀等处。一贴药用2~3日。

【方解】腰背疼痛是骨伤科最为常见的症状,内因多为肾虚劳损,外因多为风寒湿痹阻,外治因其治法与内治不同,多以驱邪为主。故本法外治重在温经散寒,祛风通络,同时中医治则又有"治风先治血"之说,故兼活血止痛。本方针对夹杂风寒阻络痹证,方中桂枝温经散寒;伸筋草等祛风通络;羌独活则兼具祛风、止痛之功;扦扦活等以活血止痛,以当归、牛膝等活血化瘀,以使血行风自灭。紫草本为凉血透疹之用,方中选用此品,可借其透发作用,协同他药使血行瘀消。

第三节　魏氏伤科特色治疗手法

一、魏氏伤科手法简介

手法,或称手治法,为医者施用双手操作的各种术式,作用于患者体表的不同部位进行检查和治疗的一种外治法。魏氏伤科手法是在家传的基础上不断经实践创造发展,并吸取古代手法的精华加以演变而成的。

伤科手法可以分为两个部分。第一部分是检查部分,主要是用手来触摸。中医在传统上都是依靠手法来触摸检查判断病情,从而作为治疗的依据,例如,跌打损伤后发生的骨折、脱位、软组织损伤等不同情况,均需用手来触摸和体会,从而做出正确的诊断。第二部分是治疗部分,在伤科疾病中,不论是骨折、脱位、软组织损伤以及伤科杂证等外伤,手法治疗都是不可缺少的一个重要环节,要依靠手法进行正骨理筋以使损伤修复和功能恢复。对于有些内伤在药物治疗的同时,也往往需要手法作为辅助治疗,以提高疗效。魏指薪先生将手法的作用总结为"能触摸其外,测

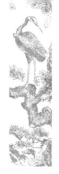

知其内;能拨乱反正,正骨入穴;能使经筋归复常度;能开气窍引血归经"。

二、魏氏二步七法手法操作步骤

(一)俯卧位手法

1.点揉背部

用布单一条兜住患者背部和腋部(腋部须衬棉垫以防勒伤),助手二人,一人从患者胸前拉住布单,一人拉住双足,两人作对抗牵引,持续用力。在牵引下,医者从脊柱自上而下点揉棘突两侧。当点揉所患部位和疼痛点时,点揉的力量要加重,并左右摆动患者躯体,以使肌肉骨节松弛。

2.提拉腰部

在提拉时助手二人仍须将患者一侧保持对抗牵引的直线体位,并嘱患者肌肉放松,医者尽量用力将患肢上提到极度过伸位置,然后用力一松一紧地作提拉活动10次左右,尽量能将腰部活动松开。要根据情况提拉,如中央型突出者则二腿均须提拉。力量要轻而柔和。

3.点、按、揉居髎穴

须由助手一人,将患侧下肢持续牵引,勿使下肢屈曲。医者双手拇指并齐点揉居髎穴疼痛点,由轻而重。当患者感到酸痛不能忍受时,就不再增加力度,这时向前后点揉拨动痛点约10次,此时除局部有酸痛外,并有向下放射痛。点揉之后,再改用掌跟按揉。

4.点揉痛点

可用尺骨鹰嘴对准棘旁痛点进行点揉。如患者下肢在伸直位置上,点揉时酸痛不明显,可由助手一人,将患者膝部弯曲,并握住其踝部尽力上提,使患侧腰髋部过伸,在过伸的位置上点揉,但点揉的力度与过伸的高度,应以患者能忍受为原则。这步手法称为"提腿点揉"或"提腿按揉"。对于腰部后伸活动有限制的,尤其需要应用此步手法。

5.按抖腰部

由助手二人,一人握住患者腕部,一人握住患者踝部,二人作对抗牵引,医者两手叠掌。对准患者腰痛处进行按压抖动,一般要求抖动30次左右。经过以上四步手法后,患者腰椎间盘能趋向于恢复到良好位置,而后用此步按抖手法,以促进椎间盘的位置改变的可能。

6.叩推腰背

用"叩击法"叩击督脉经,而后再用"推法"沿足太阳膀胱经循行路线自上而下推三四次,两侧均须推动(参阅督脉经手法)。

以上六步手法完毕后作为1节,连作3节,作为1次手法。

(二)仰卧位手法

在仰卧位置上,主要是作"悬足压膝"手法,由低到高,逐渐加重,一般要求10次左右即可。

以上俯卧、仰卧两个体位,共七步手法,除俯卧位六步手法作3节外,仰卧位手法只作1节,手法完毕后作为1次手法,每周3次,6周为1个疗程。大部分患者进行1~2个疗程手法治疗,有些病例由于病程日久,必须增加疗程,才能获效。手法后酸痛加重,经过休息后第2日即能缓解或感到舒服,这是正常反应。如手法后疼痛异常加重,至第2日仍不见缓解者,应停止手法,作进一步检查和诊断。

上述手法是腰椎间盘突出症的常规手法。由于患者的症状各不同,在实际操作中应适当增加手法。常见的有下列几种情况。

1.髋关节外展活动受限制

须加用"屈膝分腿法"和"挤压胯线法",但在应用"挤压胯线法"时,医者仅是按住髂部,重点要嘱咐助手在牵引下摇动患肢,左右各摇5圈,幅度由小到大。

2.腰骶部酸痛

可加用"两腿屈髋屈膝法",挤压的力量要求能集中到腰骶关节的部位。

以上两种增加手法亦须作3节,作为1次手法。

3.腰部前屈活动有明显限制

可加用"直腿屈腰法",此法在每次手法中作1节即可。

如神经根刺激症状解除,而腰部和臀部仍有疼痛点存在,此时可根据痛点,以痛为俞,对局部作点揉按摩手法,以达到消灭痛点,恢复功能。

对有马尾神经损伤,大小便失禁者或短期下肢肌力明显减退及腰椎间盘急性发作期,不建议手法治疗。

25

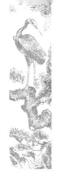

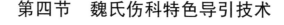

第四节　魏氏伤科特色导引技术

"导引"亦作"道引",其作用古人总结为"导气令和,引体令柔"。即指利用呼吸吐纳,疏通气血;通过肢体引伸动作使躯体柔韧灵活。故导引是指配合呼吸吐纳的肢体主动运动或各自运动的治病、康复及保健方法。导引疗法是中医骨伤科的重要治疗方法之一,魏氏伤科导引是结合历代医家导引文献记载以及吸取民间经验逐步形成的,它主要是以肢体主动运动,部分配合呼吸吐纳的防治骨伤疾病,促进骨伤疾病康复和增进机体、机能状况改变的治疗方法。

魏氏伤科导引疗法包含整体与局部两个方面,前者是从整体观念,全身多部位的肢体的全面运动,后者是某关节和肢体的功能活动。在魏氏伤科导引疗法中二者经常相互结合,综合运用。在中医骨伤科疾病治疗过程中导引在应用于骨折时,要注意"动静结合",作有利于断端稳定的躯体运动促使机体的恢复,控制不利于断端稳定躯体运动,以防止造成新的损伤。关节脱位一般要求在复位后2周左右,关节组织得到一定程度修复后开始作导引锻炼,否则可引起习惯性脱位。软组织损伤中如有筋断、筋走等,必须在基本修复后才能开始导引锻炼。总之,必须保证损伤在正常修复的条件下进行,这是伤科导引法的特点。

魏氏伤科第二十三代代表性传承人李飞跃教授认为,导引形式为动摇关节、引气吐纳,多以肢体和呼吸运动配合为特点。他所选用导引主要侧重于舒筋通络、活血荣筋、祛风散寒,由此调整机体,明确提出魏氏伤科导引主要形式为"摇筋骨、动肢节、合呼吸"。针对腰椎间盘突出症,魏氏伤科形成以下特色导引锻炼方法。

一、撑弓导引

动作准备:患者取仰卧位,两膝屈曲,足膝并拢。两肘关节附于床面。
动作步骤:在腹、腰、臀部向上挺起时,患者应注意不能屏气。每次挺起时在原位上做短暂的停留,一般以呼吸3次为起落。挺起放下作为1节,开始时锻炼4~6节,每日3~4次锻炼。根据症状轻重和熟练程度酌予增减。

二、蹬足错胯导引

动作准备:患者采取仰卧位,两腿身子放平,两足背屈90°位置,呼吸自然。动作步骤:两膝关节始终保持甚至的位置,两腿左右交替地作一蹬(向前伸)一缩(向后伸)的活动,主要是腰部和臀部用劲,以使两侧腰部、骶髂关节能够得到上下错位。锻炼时要注意不要屏气。一蹬一缩作为1节。轻症5~10节。重症开始时可适当减少,以后根据进度酌增。每日锻炼2次。

三、屈伸腿导引

动作准备:患者仰卧位,双腿自然伸直,足背背伸90°,自然呼吸。动作步骤:患侧下肢自然屈髋至极限位,然后下肢用力伸小腿抬至最高高度后放下;之后健侧做同样的屈髋伸小腿动作。患侧屈伸腿导引时由于抬腿受限,伸腿动作只能达到一定高度,不可勉强。锻炼时要求尽量增减屈伸腿高度,注意不要屏气。双侧下肢一屈一伸作为1节,每次约20~30节,每日锻炼2次。

第五节　魏氏伤科硬膜外麻醉下特色手法松解术

魏氏伤科硬膜外麻醉下腰椎间盘突出症手法松解术是指在硬膜外麻醉下对符合条件的腰突症患者进行手法治疗方法,其与常规治疗手法在步骤、作用力方面有所不同。

一、适应证

腰椎间盘突出症单侧或双侧腰腿痛(以单侧为主),或患侧直抬腿受限患者。

二、禁忌证

(1)对利多卡因及地塞米松药液有过敏反应者;

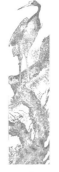

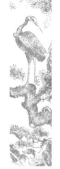

（2）伴马尾神经损伤及短期下肢肌力明显减退者；

（3）椎间盘或椎间隙感染者；

（4）伴有腰椎滑脱、严重骨质疏松症患者；

（5）腰部硬膜外麻醉穿刺部位有感染或皮肤破损者；

（6）非神经根或硬膜囊受压、刺激所引发的腰腿痛者；

（7）孕妇和14周岁以下的儿童；

（8）有心理、精神障碍者；

（9）患者对本治疗有顾虑者；

（10）有严重的内科疾患，如肝硬化、门静脉高压、活动性结核及重症糖尿病、冠心病、肿瘤患者。

三、操作步骤

（一）俯卧位手法

患者取俯正位，依次作以下手法：①点揉背、腰、腿法；②提拉腰部法；③点、按、揉居髎穴；④提腿点揉法；⑤按抖腰部法；⑥叩推腰背腿法。具体操作方位见本书第二章第三节。

（二）侧卧位–侧卧斜扳法

患者侧卧位，位于上侧的下肢屈髋屈膝，下侧的下肢自然伸直。术者以一肘或手抵住其肩前部（胸大肌外侧），另一肘或手抵于臀上部（约髂后上嵴下1cm或骶骨）。两肘或两手协调施力，旋转过程中，两手应先同一方向轻缓小幅度地摇动腰部，并逐渐过渡到两手相反方向转动腰部，通过反复地轻缓转动腰部，使患者渐渐适应疼痛状态下腰部尽可能地旋转，在良好的医患主被动配合和患者心理状态稳定基础上，使腰部旋转到理想的最大角度，并可通过改变患者上位下肢屈髋的幅度，按照杠杆原理，使需要调整的腰椎某一节段处于扳动的支点，此时只需用较轻的力就能扳动该支点，常可闻及"喀嗒"的弹响声。

（三）仰卧位手法

1.悬足压膝法

患者仰卧，医者一手用手掌托住患侧足跟，同时用前臂顶住患者足尖

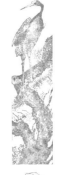

（早期疼痛严重者，可放弃顶足尖，单纯顶住足跟），另一手握住患侧膝部，先使患者屈膝，而后将膝部向前掀按伸直。连续屈伸10次左右。每一次均要将患肢不断地抬高，使伸屈的幅度不断增大。如果患者直腿抬举有严重限制，或者身体肥胖，肢体沉重者可采用双手握膝，用一侧肩部扛起下肢同样作屈伸活动。

2. 屈髋压膝法

第一步，患者在仰卧位下，屈髋屈膝并尽量双手环抱双膝关节，医生站在患者一侧，双手扶持患者双膝关节，缓慢持续、逐渐垂直向下用力推双膝关节，嘱患者呼气吸气自然，在屈髋、屈膝到达极限时用力快速下压2次，有时可听到轻微的咔嗒声；第二步，患者继续在仰卧位下屈髋、屈膝，并尽量用双手环抱双膝关节，医生站在患者一侧，一手扶患者项背部，一手托患者骶尾部，即环抱患者躯干，医生双上肢用力使患者腰骶部在床上滚动5~10次。

附：硬膜外麻醉下腰突症手法松解术后观察事项

（1）手法结束即刻让患者行双足踝足趾背伸、跖屈活动，观察足背、足趾活动有无障碍。

（2）手法后平卧推车送返病床，去枕平卧6 h。

（3）手法结束返回病房后每隔1 h测血压、心率、呼吸，连续3次，并记录于病程录中。

（4）手法后观察患者排尿情况，如有尿潴留情况，予对症处理。

第三章

魏氏手法诊疗腰椎间盘突出症评估模式

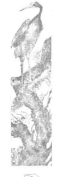

第一节 "气血为要、筋骨并重"在腰椎间盘 突出症中的应用

腰椎间盘突出症(腰突症)是骨伤科临床常见病,主要由于腰椎间盘退变变性、纤维环破裂,髓核突出刺激腰脊神经根、马尾神经,引发腰痛,下肢疼痛麻木、无力、活动受限等症状表现。腰椎间盘突出症的治疗方法较多,目前仅15%~20%的腰椎间盘突出症需要手术治疗,保守治疗仍是腰椎间盘突出症的一线选择,中医手法是重要的保守治疗方法之一,疗效显著,已被多国临床实践指南推荐使用。魏氏伤科是我国著名的中医骨伤科流派之一,魏氏手法是在魏氏伤科学术思想指导下创立的特色疗法,临床应用广泛且疗效显著。本节基于魏氏伤科"气血为要、筋骨并重"学术理念,探讨魏氏手法在腰椎间盘突出症诊治中的应用,以期为临床诊治该病提供一定的借鉴。

一、魏氏伤科"气血为要、筋骨并重"理论概述

气血筋骨在生理状态下处于动态平衡之中,"气非血不调,血非气不运""筋束骨,骨张筋""气血失调,筋骨失衡",则会引起诸如腰椎间盘突出症、骶髂关节紊乱等慢性筋骨病。魏氏伤科秉承中医整体观念,立足传统中医基础理论并紧密结合骨伤疾患临床特点,吸收中医各家临证精华,兼收并蓄,融会贯通,针对手法诊疗腰椎间盘突出症强调"气血为要、筋骨并重",提出气血失调是腰椎间盘突出症的病因之本,筋骨失衡是其病机之标,并形成了独特的诊疗方法。

气血是人体不可须臾脱离的基本物质,它不仅是四肢百骸、脏腑经络的能源和动力,也是营卫津液、精神情志的气化源泉和物质基础。机体抗拒外邪的能力、百节屈伸的活动皆依赖于气血的充养。"气为血之帅,血为气之母",气能生血、行血、摄血;血能养气、载气。故气血相互维系,气非血不调,血非气不运。诚如《不居集》所言:"一身气血,不能相离,气中有血,血中有气,气血相依,循环不已。"相反,人体疾病发生时,则为气血不调。《素问·调经论》云:"血气不和,百病乃变化而生。"肝藏血,血养筋,肝血充盛,则筋力强健;脾为气血生化之源,主肌肉及其运动;肾主骨而藏精,肾气充则骨坚而

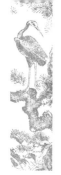

立。魏氏伤科诊疗腰椎间盘突出症重视气血调治,根据气血失调情况将腰椎间盘突出症证型分为虚证、实证和虚实夹杂证,其中虚证主要为气血不足,实证主要为气滞血瘀和血瘀阻络,而虚实夹杂主要为气虚血瘀。故魏氏伤科认为,"气血为要"就是强调针对腰椎间盘突出症病因之本应首当调治气血。

隋代医家巢元方提出"筋骨同治、筋骨并重"的治疗理念,最早提出了筋骨辨证。清代医家吴谦在系统总结前人治疗筋骨病的基础上对"筋骨并重"理论作了进一步的研究,并以"筋骨并重"为指导思想撰写了经典著作《医宗金鉴·正骨心法要旨》。该书对手法治疗骨伤科疾病做了较为系统的阐述,进一步奠定了"筋骨并重"理论在治疗骨伤科疾病中指导作用的基础。筋骨两者之间密切相关,筋束骨,骨附筋,筋骨相连,相互依赖而发挥正常生理功能,其中"筋"主要包括肌腱、韧带、椎间盘等,"骨"主要包括椎体、椎间小关节、横突等。魏氏伤科认为,筋伤骨错导致的筋骨失衡是腰椎间盘突出症的主要病变,筋伤会引起关节失稳、失养、活动异常等,久之则出现劳损性病变;骨错则筋无所张、失用,进而出现"筋弛""筋伤"类病变。筋伤而不束骨,骨伤则筋无所附,脊柱内源性平衡被打破,致使椎小关节空间位置改变,出现关节突关节错缝,进而引发一系列临床症状。因此,魏氏伤科强调"筋骨并重"就是手法治疗腰椎间盘突出症需理筋与调骨并施。

二、魏氏手法在诊治腰椎间盘突出症中的临床应用

"气血为要、筋骨并重"学术理念在中医诊治腰椎间盘突出症中占有至关重要的地位,其不仅用于指导手法检查病情,还用于指导手法治疗。魏指薪曾有云:"手法能触摸其外,测知其内;能拨乱反正,正骨入穴;能使经筋归复常度;能开气窍引血归经。"就魏氏手法诊治腰椎间盘突出症而言,包括两个部分:一是检查手法,二是治疗手法。

(一)魏氏伤科检查腰椎间盘突出症的手法

魏氏伤科检查腰椎间盘突出症的手法以"轻摸皮,重摸骨,不轻不重摸筋肌"为法则,通过以轻重不同的手法由表及里地检查相应部位皮肤、肌肉、骨骼,了解气血运行情况(即手摸心会),进一步确定治疗方案。首先以"轻"

手法(轻度触摸手法)来感知脊柱生理曲度、脊柱关节活动度、腰臀部及下肢软组织弹性、紧张度、皮肤感觉等情况,了解患者病情;然后以"不轻不重"手法(中等力度触摸手法)来检查腰臀背及下肢局部深层压痛点、下肢肌力变化,明确患者病情程度;同时,还要以"重"手法(较大力度触摸手法)来点按压患者胸腰椎棘上、棘间、椎旁及臀上部髂前髂后连线中点、委中穴、承山穴疼痛情况,综合判断患者脊柱筋骨病损失和情况,为后续手法治疗提供参考。

(二)魏氏伤科治疗腰椎间盘突出症的手法

魏氏伤科治疗腰椎间盘突出症的手法以"调复气血、和筋调骨"为法则,并形成了临床常用的魏氏二步七法手法,其具体手法操作步骤如下:俯卧位点揉、腰部提拉、弹拨按揉、提腿点揉、牵引抖腰、推叩腰背、仰卧位悬足压膝。上述操作通过以轻重不同的手法组合治疗相应部位皮肤、肌肉、骨骼,调复气血,和筋调骨。

1.调复气血

针对腰椎间盘突出症"气血失调"病因病机,魏氏手法主要通过以下三种途径调复气血:①循经入络,点面线结合;②轻重手法并施,注重补泻;③健患侧同治,疏经通络。

督脉总督人一身之阳气,为人体气机升降出入之枢纽,能够调节各脏腑功能,为十四经脉系统中非常重要的部分。脊柱是督脉之所在,为阳脉之海。现代研究认为,督脉对周身经络气血的运化具有一定的调节作用,督脉行于足太阳膀胱经之间,别走太阳,与足太阳经分支相合,经气交通,而各脏腑气血皆通过背俞穴接受督脉经气的支配。魏氏伤科认为,腰椎间盘突出症与人体督脉和足太阳膀胱经具有密切的联系,督脉、膀胱经经气不利,则腰背臀部及下肢后侧疼痛,足小趾麻木不仁。手法操作注重沿督脉、膀胱经循行路线,"点、面、线"相结合,强调"落点""走线""带面"。"落点"就是寻找压痛点,针对腰椎间盘突出症疼痛集中点主张侧重"点"上的手法,既能消除疼痛点,又可活血通经;"走线"就是循经入络,注重突出点与点之间的有机结合,手法操作从上至下、健侧与患侧并施,主要采用顺推督脉经、膀胱经手法疏经通络,调和气血;"带面"就是兼顾病变或痛点所处区域较大面积的皮

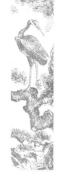

肤、肌肉、筋膜等软组织,魏氏伤科认为,腰椎间盘突出症痛点周围经络气血运行不畅,主张多作"面"上手法,采用按揉及顺经络平推手法使气血运行通畅。此外,魏氏手法操作注重补泻,认为轻刺激手法为补,临床多采用按揉平推类手法,主要起到增强人体气血之功;强刺激手法为泻,临床多采用弹拨类手法,主要起到祛除邪气、理气活血之用。

2.和筋调骨

魏氏伤科认为,腰椎间盘突出症筋骨失衡可能包括筋与筋之间的失和,筋与骨之间的失衡,骨与骨之间的失位,因此治疗上注重恢复腰椎间盘突出症的筋骨和合态。魏氏手法是临床治疗腰椎间盘突出症代表性疗法,具有"注重整体、筋骨并重"的特点,进而起到调骨和筋之功效。整个手法操作注重脊柱和下肢的一体性,主张从损伤局部与整体的相互关系出发,治疗注重由表及里,理筋与正骨并重,相互配合,起到使脏腑、躯体、四肢上下左右的经络通达、骨正筋柔的效果,其中:"和筋"手法主要包括点揉痛点(脊旁、脊间、委中穴、承山穴等)、推叩腰背,操作要求刚柔并济、由浅入深,使经筋归复常度,开气窍引血归经,以达到肌筋恢复正常位置和功能;"调骨"手法主要包括腰部提拉、牵引抖腰、悬足压膝法,操作要求"稳、准、巧、快",重点是纠正腰椎间盘突出症患者脊柱椎体空间位移,改善脊柱椎体、椎间关节受力和排列,纠正小关节的紊乱,恢复脊柱生理弧度和曲度。

(三)小结

综上所述,魏氏手法诊疗腰椎间盘突出症主张分清"气血失调"和"筋骨失衡"的形态,注重"调复气血"与"柔筋正骨"并举,通过手法对人体经络及穴位刺激通调气血,利用手法力作用于皮肤、肌肉、椎体、关节突等结构柔筋正骨,充分发挥了手法治疗腰椎间盘突出症的优势。

参考文献

[1] PENG K Z, XIANG K W, CUI J. Observation on therapeutic effect of intradermal needle combined with Tuina on lumbar disc herniation[J]. Chinese Acupuncture & Moxibustion, 2008, 28(12): 894-896.

[2] ZHANG B, XU H, WANG J, LIU B, et al. A narrative review of non-operative treatment, especially traditional Chinese medicine therapy, for lumbar intervertebral disc herniation

[J]. Biosci Trends, 2017, 11(4):406-417.

[3] 中华医学会疼痛学分会脊柱源性疼痛学组. 腰椎间盘突出症诊疗中国疼痛专家共识[J]. 中国疼痛医学杂志, 2020, 26(1): 2-6.

[4] RAMAKRISHNAN A, WEBB K M, Cowperthwaite MC. One-year outcomes of early-crossover patients in a cohort receiving nonoperative care for lumbar disc herniation[J]. J Neurosurg Spine, 2017, 27(4):391-396.

[5] STOCHKENDAHL M J, KJAER P, Hartvigsen J, et al. National Clinical Guidelines for non-surgical treatment of patients with recent onset low back pain or lumbar radiculopathy[J]. Eur Spine J, 2018, 27(1):60-75.

[6] 薛彬, 宋小慧, 许勇, 等. 李飞跃教授基于"气血失调"和"筋骨失衡"理论诊治腰椎间盘突出症的经验[J]. 中医正骨, 2023, 9(2): 77-80.

[7] 詹红生. 海派中医石氏伤科[M]. 上海: 上海科学技术出版社, 2016: 2.

[8] 巢元方. 诸病源候论[M].沈阳:辽宁科学技术出版社,1997:173.

[9] 井夫杰.《医宗金鉴·正骨心法要旨》对伤科推拿的学术贡献[J]. 按摩与康复医学, 2012(36): 76-77.

[10] 钟雯,曹锐.筋骨辨证:筋骨并重[J].实用中医内科杂志,2017,31(2):73-76.

[11] 李飞跃. 魏氏伤科李国衡[M]. 北京: 人民卫生出版社, 2008: 31.

[12] 李国衡. 魏指薪治伤手法与导引[M].上海: 上海科学技术出版社, 1982: 4.

[13] 胡劲松. 魏氏伤科李飞跃学术经验集萃[M]. 北京: 科学出版社, 2017: 35.

[14] 高希言, 陈岩, 孙婵娟. 李鼎教授对奇经八脉的认识[J]. 中国针灸, 2011, 31(7): 653-656.

[15] 薛彬, 刘涛, 奚小冰, 等. 魏氏二步七法手法对腰椎间盘突出症患者脊柱-骨盆三维影像学参数的影响[J]. 中医杂志, 2023, 64(4): 365-369.

第二节　中医手法诊疗腰椎间盘突出症"筋骨评估"模式建立

一、研究介绍

德尔菲法作为一种较为成熟的专家共识研究方法已广泛应用于医学科研中。它采用问卷的方式广泛征求专家的意见,经过反复的信息交流和反馈修正,使专家的意见逐步趋向一致,最后根据专家的综合意见,对评价对象

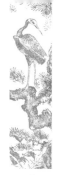

作出一种定量与定性相结合的预测、评价方法。本研究以腰突症特色"筋骨评估"模式的评估要素具体内容进行专家问卷调查,进而形成"筋骨评估"具体方案。

二、问卷设计

本研究在文献回顾、临床经验和专家讨论基础上,以腰椎间盘突出症为载体,制定了中医手法治疗腰椎间盘突出症筋骨评估专家共识问卷初稿,通过进行2轮Delphi(德尔菲)专家问卷调查,最终形成中医手法治疗腰椎间盘突出症筋骨评估方案。问卷主要包含填写说明(研究背景、填写方法),基本信息(姓名、年龄、性别、学历、学位、职称、学术兼职、从业岗位等),问卷内容(脊柱关节活动、压痛点、肌肉状态/肌张力、姿势体位等)和具体触诊部位(竖脊肌、臀中肌、腓肠肌)等。同时,本问卷设计严格遵守量表制定的方法与原理,在参考已有中医相关调查问卷的基础之上,通过内部讨论与分析,制定中医手法治疗腰椎间盘突出症"筋骨评估"的调查问卷。

(一)专家遴选

2022年4月至2022年6月,邀请上海中医药大学、浙江中医药大学、长春中医药大学、上海交通大学附属瑞金医院等的专家参与本研究,要求专家从事中医骨伤或推拿临床/教学/科研工作10年以上,熟悉筋骨评估相关内容。

(二)问卷发放

本问卷发放主要采用当面发放回收、邮递发放回收、问卷星发放回收的方式。为减少填写问卷的专家对问卷填写规则、问卷题目理解等方面的歧义,本问卷同时采用书面与电话沟通相结合的方式解释问卷填写规则。

(三)量化指标

1.专家积极系数及权威程度

本调查采用问卷回收率反映专家们的积极程度。50%的回收率是可分析的基本比例,60%的回收率为较好,70%以上为非常好。专家的权威程度(Cr)取决于被咨询专家回答问题的判断依据(Ca)和对问题涉及领域的熟悉程度(Cs)。一般认为专家权威系数≥70%即为可靠。计算公式为$Cr=(Ca+Cs)/2$，Ca和Cs量化方式见表3-1、表3-2。

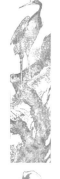

表3-1　判断依据(Ca)量化值

判断依据	大	中	小
理论依据	0.3	0.2	0.1
实践经验	0.5	0.4	0.3
直观感觉	0.3	0.2	0.1
国外手法了解度	0.3	0.2	0.1

表3-2　熟悉程度(Cs)量化值

熟悉程度	量化值
很熟悉	1
熟悉	0.8
比较熟悉	0.6
一般熟悉	0.4
不熟悉	0.2
很不熟悉	0

2.专家意见的集中程度

专家意见集中程度由每一问题权重值的平均数M_j表示，其大小是专家对各问题重要性的评估。M_j的值越大说明对应的j指标越重要，各指标赋值方法见表3-3。

表3-3　专家对问题的认同度权重系数表

认同度	量化值
很认同	1
认同	0.8
比较认同	0.6
一般认同	0.4
不认同	0.2
很不认同	0

3.专家意见的协调程度

检验专家意见是否存在分歧及分歧的程度。观察指标采用变异系数

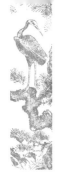

(CV)和协调系数(W):CV是专家对单个条目的协调程度,值越小说明协调程度越高;W可反映所有专家对全部因子权重评估的一致性,用肯德尔和谐系数(Kendall's W)表示,值为0~1,越大表示协调程度越好。

(四)统计学方法

本问卷的数据转换、录入、审核等工作均由双人独立进行,然后进行对照校对,以提高数据准确性。统一采用Excel录入原始数据,采用SPSS 26.0进行问卷相关数据的统计分析,$p<0.05$为差异有统计学意义。

三、结果

中医手法治疗腰椎间盘突出症筋骨评估条目池的建立。中医手法治疗腰椎间盘突出症筋骨评估条目池包括肌张力、压痛点、关节主动活动度和姿势体位四个方面的内容,肌张力评估方面包括竖脊肌、臀大肌、臀中肌、腓肠肌,压痛点评估方面包括腰椎间盘突出节段棘间、腰椎间盘突出节段夹脊穴、居髎穴、委中穴,关节主动活动度评估方面包括腰椎屈伸、侧屈、旋转活动度及直腿抬高角度,姿势体位评估方面包括腰椎前凸、腰椎侧倾、骨盆侧倾、骨盆倾斜角、下肢力线。

(一)第一轮问卷调查研究

1.专家的积极系数及权威程度

本调查问卷第一轮总共发放问卷20份,共回收有效问卷20份,问卷的回收率为100%,经计算第1轮专家权威系数$Cr=0.923$,表明专家积极参与,权威度高,问卷结果具有较高的可靠性。参与本轮次问卷调查的专家基本情况见表3-4。

表3-4 第一轮问卷咨询专家一般资料($n=20$)

项目	类别	n	占比/%
年龄	30~39岁	5	25
	40~49岁	10	50
	50~59岁	4	20
	60~69岁	1	5
性别	男	18	90
	女	2	10

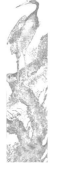

表3-4（续表）

项目	类别	n	占比/%
学历	本科	4	20
	硕士	9	45
	博士	7	35
主要从事岗位	临床	14	70
	教学	2	10
	科研	4	20
职称	中级职称	4	20
	副高级职称	11	55
	高级职称	5	25
学术兼职	主任委员	2	10
	副主任委员	7	35
	委员	9	45
	其他	2	10

2.问卷的频数分析

根据统计分析,专家对问卷条目的认同度,见表3-5。

表3-5　专家第一轮问卷频数分析　　　　　　　单位:%

问卷题目	很认同	认同	比较认同	一般认同	不认同	很不认同
"肌张力"触诊可为腰椎间盘突出症患者筋骨评估内容	90	10	0	0	0	0
"压痛点"可作为腰椎间盘突出症患者筋骨评估的评估内容	95	5	0	0	0	0
"脊柱关节活动度"可作为腰椎间盘突出症患者筋骨评估的评估内容	90	10	0	0	0	0

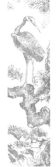

魏氏伤科

防治腰椎间盘突出症理论、模式与实践

表3-5（续表）

问卷题目	很认同	认同	比较认同	一般认同	不认同	很不认同
"姿势体位"可作为腰椎间盘突出症患者筋骨评估的评估内容	85	10	5	0	0	0
"竖脊肌"可作为腰椎间盘突出症肌张力触诊评估内容	80	5	15	0	0	0
"臀大肌"可作为腰椎间盘突出症患者肌张力触诊评估内容	40	5	5	5	40	5
"臀中肌"可作为腰椎间盘突出症患者肌张力触诊评估内容	60	30	5	5	0	0
"腓肠肌"可作为腰椎间盘突出症患者肌张力触诊评估内容	40	10	30	10	10	0
腰椎间盘突出节段棘间可作为腰椎间盘突出症患者压痛点触诊评估内容	75	10	15	0	0	0
腰椎间盘突出节段"夹脊穴"可作为腰椎间盘突出症压痛点触诊评估内容	75	5	20	0	0	0
"居髎穴"可作为腰椎间盘突出症压痛点触诊评估内容	70	25	5	0	0	0

表3-5（续表）

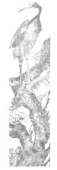

问卷题目	很认同	认同	比较认同	一般认同	不认同	很不认同
"委中穴"可作为腰椎间盘突出症患者压痛点触诊评估内容	65	25	10	0	0	0
"腰椎前屈、后伸活动度"可作为腰椎间盘突出症患者脊柱活动的评估内容	75	25	0	0	0	0
"腰椎左、右侧屈活动度"可作为腰椎间盘突出症患者脊柱活动的评估内容	75	25	0	0	0	0
"腰椎左、右旋转活动度"可作为腰椎间盘突出症患者脊柱活动的评估内容	75	25	0	0	0	0
"下肢直腿抬高角度"可作为腰椎间盘突出症患者关节活动的评估内容	70	20	10	0	0	0
"腰部/腰椎侧倾"可作为腰椎间盘突出症患者姿势体位评估内容	60	25	15	0	0	0
"骨盆倾斜(侧倾)"可作为腰椎间盘突出症患者姿势体位评估内容	50	20	30	0	0	0
"腰椎前凸角"可作为腰椎间盘突出症患者势体位评估内容	65	20	15	0	0	0

表 3-5（续表）

问卷题目	很认同	认同	比较认同	一般认同	不认同	很不认同
"骨盆倾斜角"可作为腰椎间盘突出症患者势体位评估内容	20	20	20	10	20	10
"下肢力线"可作为腰椎间盘突出症患者势体位评估内容	20	20	5	15	25	15

3.专家意见的集中、协调程度

结果显示,中医手法治疗腰突症筋骨评估问卷各条目 M_j 值在 0.50~0.99 之间,其中,第 6、20、21 条目值<0.6,说明该条目专家意见集中程度相对较差。协调程度方面,第 6、20、21 条目 CV 值>0.5,说明专家对条目意见分歧较大(见表6)。协调系数 W 值分别为 0.685、0.629 和 0.883,$p<0.001$,说明专家意见整体协调性较好。经过统计分析,将本轮问卷 M_j 值小于 0.6、CV 值大于 0.5 的第 6、20、21 条目根据专家意见予以删除(见表 3-6),形成第二轮专家问卷调查表。

表 3-6　专家第一轮问卷权重平均数和变异系数

问卷题目	均数(M_j)	标准差(σ)	变异系数(CV)
第1题	0.98	0.062	0.063
第2题	0.99	0.045	0.045
第3题	0.98	0.062	0.063
第4题	0.96	0.105	0.109
第5题	0.93	0.149	0.160
第6题	0.57	0.396	0.695
第7题	0.89	0.165	0.186
第8题	0.72	0.278	0.387
第9题	0.92	0.151	0.164
第10题	0.91	0.165	0.181
第11题	0.93	0.117	0.126
第12题	0.91	0.137	0.151
第13题	0.95	0.089	0.094

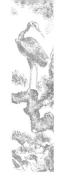

表3-6（续表）

问卷题目	均数(M_j)	标准差(σ)	变异系数(CV)
第14题	0.95	0.089	0.094
第15题	0.95	0.089	0.094
第16题	0.92	0.136	0.148
第17题	0.89	0.152	0.171
第18题	0.84	0.179	0.213
第19题	0.90	0.152	0.169
第20题	0.56	0.340	0.609
第21题	0.50	0.370	0.740

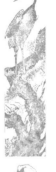

（二）第2轮问卷调查研究

1.专家的积极系数及权威程度

本调查问卷第二轮总共发放问卷30份,共回收有效问卷30份,问卷的回收率为100%,第二轮专家权威系数$Cr=0.958$,表明专家积极参与,权威度高,问卷结果具有较高的可靠性。参与本轮次问卷调查的专家基本情况见表3-7。

表3-7 第二轮问卷咨询专家一般资料($n=30$)

项目	类别	n	占比/%
年龄	30～39岁	9	30.0
	40～49岁	15	50.0
	50～59岁	5	16.7
	60～69岁	1	3.3
性别	男	28	93.3
	女	2	6.7
学历	本科	6	20.0
	硕士	15	50.0
	博士	9	30.0
主要从事岗位	临床	20	66.7
	教学	4	13.3
	科研	6	20.0
职称	中级职称	8	26.7
	副高级职称	16	53.3
	高级职称	6	20.0

第三章 魏氏手法诊疗腰椎间盘突出症评估模式

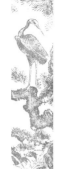

表3-7（续表）

项目	类别	n	占比/%
学术兼职	主任委员	2	6.6
	副主任委员	8	26.7
	委员	15	50.0
	其他	5	16.7

2.问卷的频数分析

根据统计分析,专家对问卷条目的认同度,见表3-8。

表3-8　专家第二轮问卷频数分析　　　　　　　单位:%

问卷题目	很认同	认同	比较认同	一般认同	不认同	很不认同
"肌张力"触诊可为腰椎间盘突出症患者筋骨评估内容	83.30	16.70	0	0	0	0
"压痛点"可作为腰椎间盘突出症患者筋骨评估的评估内容	90.00	10.00	0	0	0	0
"脊柱关节活动度"可作为腰椎间盘突出症患者筋骨评估的评估内容	86.70	13.30	0	0	0	0
"姿势体位"可作为腰椎间盘突出症患者筋骨评估的评估内容	86.70	13.30	0	0	0	0
"竖脊肌"可作为腰椎间盘突出症肌张力触诊评估内容	83.30	16.70	0	0	0	0
"臀中肌"可作为腰椎间盘突出症患者肌张力触诊评估内容	73.30	20.00	6.70	0	0	0
"腓肠肌"可作为腰椎间盘突出症患者肌张力触诊评估内容	70.00	20.00	10.00	0	0	0

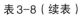

表3-8（续表）

问卷题目	很认同	认同	比较认同	一般认同	不认同	很不认同
腰椎间盘突出节段棘间可作为腰椎间盘突出症患者压痛点触诊评估内容	66.70	26.70	6.60	0	0	0
腰椎间盘突出节段"夹脊穴"可作为腰椎间盘突出症压痛点触诊评估内容	70.00	16.70	13.30	0	0	0
"居髎穴"可作为腰椎间盘突出症压痛点触诊评估内容	80.00	13.30	6.70	0	0	0
"委中穴"可作为腰椎间盘突出症患者压痛点触诊评估内容	66.70	20.00	13.30	0	0	0
"腰椎前屈、后伸活动度"可作为腰椎间盘突出症患者脊柱活动的评估内容	83.30	16.70	0	0	0	0
"腰椎左、右侧屈活动度"可作为腰椎间盘突出症患者脊柱活动的评估内容	83.30	16.70	0	0	0	0
"腰椎左、右旋转活动度"可作为腰椎间盘突出症患者脊柱活动的评估内容	83.30	16.70	0	0	0	0
"下肢直腿抬高角度"可作为腰椎间盘突出症患者关节活动的评估内容	83.30	16.70	0	0	0	0

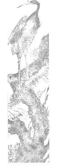

第三章 魏氏手法诊疗腰椎间盘突出症评估模式

表3-8（续表）

问卷题目	很认同	认同	比较认同	一般认同	不认同	很不认同
"腰部/腰椎侧倾"可作为腰椎间盘突出症患者姿势体位评估内容	80.00	20.00	0	0	0	0
"骨盆倾斜(侧倾)"可作为腰椎间盘突出症患者姿势体位评估内容	66.70	13.30	20.00	0	0	0
"腰椎前凸角"可作为腰椎间盘突出症患者势体位评估内容	70.00	16.70	13.30	0	0	0

3.专家意见的集中、协调程度

结果显示,中医手法治疗腰突症筋骨评估问卷各条目 M_j 值在0.893~0.980之间,说明专家意见集中程度较高,见表3-9。专家对所有条目的协调系数 W 值为0.873,$p<0.001$,说明专家意见整体协调性很好,故不再进行下一轮调查。经过2轮专家共识调查问卷,对中医手法治疗腰突症筋骨评估结果达成共识,形成了中医手法治疗腰突症"筋骨评估"模式。

表3-9 专家第二轮问卷权重平均数和变异系数

问卷题目	均数(M_j)	标准差(σ)	变异系数(CV)
第1题	0.967	0.076	0.078
第2题	0.980	0.061	0.062
第3题	0.973	0.069	0.071
第4题	0.973	0.069	0.071
第5题	0.967	0.076	0.078
第6题	0.933	0.121	0.130
第7题	0.920	0.135	0.147
第8题	0.920	0.125	0.135
第9题	0.913	0.146	0.159
第10题	0.947	0.117	0.123
第11题	0.907	0.146	0.161

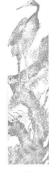

第三章 魏氏手法诊疗腰椎间盘突出症评估模式

表3-9（续表）

问卷题目	均数(M_j)	标准差(σ)	变异系数(CV)
第12题	0.967	0.076	0.078
第13题	0.967	0.076	0.078
第14题	0.967	0.076	0.078
第15题	0.967	0.076	0.078
第16题	0.960	0.081	0.085
第17题	0.893	0.164	0.183
第18题	0.913	0.146	0.159

(三)讨论

1.中医手法临床应用筋骨评估的必要性

筋骨理论是中医诊疗骨伤疾病的重要理论,在慢性筋骨病的防治方面应用广泛。"筋""骨"同属中医"五体","筋束骨、骨张筋",筋与骨关系密切,两者相互依存、相互为用。早在《灵枢·经脉》就有"骨为干……筋为刚"的注述,此论述阐述了筋骨在功能上相互配合的关系,骨骼支撑机体,而筋能约束骨骼,骨骼在其约束下使机体刚劲坚韧。《素问·痿论》曰:"宗筋主束骨而利关节也。"其中,"主束骨"指宗筋具有约束、连缀骨的作用,而"利关节"指筋在"主束骨"的前提下具有司人体运动的功能。《素问·五脏生成》曰:"诸筋者皆属于节。"说明筋具有连接和约束关节、维持肢体活动的功能。

"筋骨评估"是在"筋骨理论"的实际运用,不仅用于脊柱关节疾病的临床检查,更是临床指导操作手法和治疗部位的核心要素。早在《仙授理伤续断秘方》中就有"凡左右损处,只相度骨缝,仔细捻捺,忖度便见大概"的记载,其中"仔细捻捺"便是通过触诊进行筋骨评估。清代《医宗金鉴》首次明确提出了筋骨触诊评估概念,即"摸法,以手摸之,自悉其情",并将"摸法"列为正骨八法之首,定义为"摸者,用手细细摸其所伤之处",以达到区分"骨断、骨碎、骨歪、骨整、筋强、筋柔、筋歪等"的作用。经过历代医家的继承、创新,在现代医学高度发达的今天仍具有重要的指导意义,现代中医流派尤其重视手法临床应用筋骨评估,如石氏伤科的"骨错缝,筋出槽"理论、魏氏伤

· 49 ·

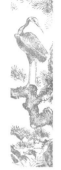

科的"轻摸皮、重摸骨、不轻不重摸筋肌"检查方法、龙氏正骨的"龙氏治脊疗法"三步诊断法、丁氏推拿的"脊柱微调手法体系"中脊柱触诊方法等,都体现了各流派对筋骨评估的重视。虽然各流派筋骨评估特色鲜明,但缺乏对各流派筋骨评估共性因素的归纳与总结,更缺乏评估方案信度、效度、一致性等方面证据支持,这严重影响了中医手法筋骨评估的推广与应用。因此,本研究通过系统回顾,总结归纳了各流派手法治疗腰椎间盘突出症筋骨评估方法的共性因素,依据专家共识问卷结果,制定了中医手法治疗腰椎间盘突出症"筋骨评估"模式的详细方案,为后续"筋骨评估"模式的可行性和可靠性研究奠定了基础。

2.中医手法治疗腰椎间盘突出症筋骨的主要评估要素

腰椎间盘突出症属于中医"骨错缝、筋出槽"导致的筋骨失衡性疾病,中医手法治疗主要通过松解损伤软组织和整复错位关节来恢复筋骨功能平衡关系,这种特点决定中医手法操作前详细了解相关筋骨状态。望诊和触诊是中医手法临床应用重要评估方法,经过历代的传承与发展,逐渐形成了望诊(姿势体位)评估和触诊(筋骨)评估相结合的,以疼痛和功能评估为目标的特色筋骨评估。

本研究通过系统回顾中医手法特色筋骨评估相关文献并结合德尔菲专家问卷的形式,制定了腰椎间盘突出症特色"筋骨评估"模式,其包含肌肉组织状态评估、压痛点评估、脊柱关节活动评估和姿势体位评估四大核心要素。

(1)肌肉组织状态评估 肌肉组织状态,即肌肉紧张程度,临床医生常通过触诊相关肌肉顺应性/僵硬程度可判断肌肉的紧张程度,进而选择治疗手法和部位,使相关肌肉(群)肌张力降低,减轻相关症状。腰椎间盘突出患者压迫刺激神经可导致腰臀部及下肢肌力减退或肌张力增高,进而导致腰臀部肌群及下肢肌群平衡失调。因此,本研究的腰椎间盘突出症"筋骨评估"模式包含腰臀部及下肢肌肉组织状态评估,具体评估部位包含竖脊肌、臀中肌、腓肠肌。

(2)压痛点评估 压痛点又称"阿是穴",是疾病临床症状反应点,通常由医者触诊发现,是临床选择手法操作的重要参考依据。压痛点多是人体肌肉、筋膜、韧带的起止点,由于这些部位机械应力比较集中,急性损伤或慢性静力性应力超常,都可引起局部组织纤维结构受损而出现压痛点。它们皆多集中于活动度较大与固定较大的节段交界处及肌肉附着点、韧带、筋膜等软组织部位的起止点,符合人体解剖及生物力学原理。中医手法操作自古以来注重压痛点的触诊评估,进而指导临床应用。现代研究发现腰椎棘突、背伸肌群、腹直肌区、髂前上棘区、髂后上棘区、腘窝区等6个压痛点部位在腰椎间盘突出症患者身上皆有发现。因此,本研究的中医手法治疗腰椎间盘突出症"筋骨评估"模式包含腰臀部及下肢压痛点评估,具体评估部位包含腰椎棘间、棘旁、髂前髂后连线中点及下肢腘窝区痛点体表反应区。

(3)脊柱关节活动评估 运动是关节的基本特征,腰椎间盘突出症患者多有腰部及下肢活动受限。人体关节生理运动一般包括主动运动和被动运动:主动运动可反映人体自主功能活动范围;被动运动可反映人体被动运动活动反,且可与正常人关节运动范围比较反映运动受限情况。本课题组通过文献回顾及临床经验总结认为腰椎间盘突出症患者脊柱关节主动及被动运动评估可反映病情程度及手法治疗重点。因此,本研究的中医手法治疗腰椎间盘突出症"筋骨评估"模式包含腰椎前后、侧向和旋转活动以及下肢直腿抬高被动活动评估。

(4)姿势体位评估 腰盆部姿势体位的异常可反映腰椎周围肌群及关节位置的异常,评估方法主要通过望诊来完成,观察的核心为腰椎–骨盆两侧结构及软组织的对称性。此评估需用标准体位作为参照,不良/不对称的姿势体位是评估的重点。不良姿势体位可导致骨骼、韧带和肌肉的排列关系出现异常,特别是以肌纤维损伤、肌张力增高为主要表现的平衡失常。尽管脊柱的姿势体位异常并不能说明是否存在特定节段的脊柱功能障碍,但异常的姿势体位可为脊柱疼痛性疾病的临床诊断评估提供相应证据。因此,本研究的中医手法治疗腰椎间盘突出症"筋骨评估"模式包含的姿势体位有腰椎侧倾、骨盆倾斜、腰椎生理曲度。

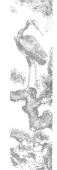

魏氏伤科

防治腰椎间盘突出症理论、模式与实践

(四)结语

本研究为规范中医手法治疗腰椎间盘突出症评估内容及评估要点,采用德尔菲法对专家问卷进行调查分析,对中医手法治疗腰椎间盘突出症"筋骨评估"模式核心要素基本达成共识,为后续探索建立临床推广的可行性模式提供参考。

参考文献

[1] 李西海.基于筋骨中和初探骨关节炎中医康复的新策略[J].中华中医药杂志,2021,36(3):1493-1495.

[2] 王拥军,施杞,周重建,等.筋骨理论与治法[C]//中国康复医学会颈椎病专业委员会第十二次学术年会论文集,北京,2010:315-318.

[3] 白玉,潘富伟.基于平乐正骨筋骨互用平衡理论治疗腰椎间盘突出症思路探析[J].中国中医骨伤科杂志,2018,26(6):80-81,84.

[4] 王虹,杨兴华,尹娜,等.社区卫生服务模式效果效益评价指标体系拟订分析[J].中国全科医学,2003,6(3):220-222.

[5] KEMMLER W, SIEBER C, FREIBERGER E, et al. The SARC-F Questionnaire: Diagnostic Overlap with Established Sarcopenia Definitions in Older German Men with Sarcopenia[J]. Gerontology, 2017, 63(5):411-416.

[6] 王春枝,斯琴.德尔菲法中的数据统计处理方法及其应用研究[J].内蒙古财经大学学报(综合版),2011(4):92-96.

[7] 张弛.应用统计与计算[M].西安:电子科技大学出版社,2008:5-8.

[8] 李景虎,吕立江,吕智桢,等.腰椎间盘突出症从筋骨论治初探[J].中医正骨,2022,34(6):50-52.

[9] 牛兵占.黄帝内经灵枢译注[M].北京:中医古籍出版社,2009:18.

[10] 贺文华,董晓慧,汤臣建,等."宗筋主束骨而利机关"理论在经筋病中的临床应用概况[J].湖南中医杂志,2019,35(5):155-157.

[11] 孙贵香,郭艳幸,何清湖,等.平乐正骨筋骨互用平衡论:平乐正骨理论体系之平衡理论研究(二)[J].中医正骨,2012,24(10):73-77.

[12] 周安方.中医经典选读[M].北京:中国中医药出版社,2009:27.

[13] 叶树森,金鸿宾,王志彬.筋骨并重的临床理念[J].辽宁中医药大学学报,2008,10(3):54-55.

[14] 詹红生,石印玉,张明才,等.基于"骨错缝、筋出槽"病机认识的椎间盘病症诊

治新观点[J]. 上海中医药杂志, 2007, 41(9): 4-6.

[15] 李飞跃. 魏氏伤科治疗学：治伤手法、导引疗法及用药[M]. 上海：上海科学技术出版社, 2015.

[16] 龙层花. 脊椎病因治疗学[M]. 北京：世界图书出版公司, 2012.

[17] 沈国权. 脊柱推拿的理论与实践[J]. 北京：人民卫生出版社, 2015：335-351

[18] 吴志伟, 孔令军, 宋朋飞, 等. 颈椎病"筋骨评估"模式构建研究[J]. 中华中医药杂志, 2019, 34(12): 5837-5841.

[19] 罗亚男, 陈洋, 陈陡, 等. 颈椎生理曲度改变与压痛点部位分布的相关性研究[J]. 中华中医药杂志, 2017, 3(11): 5196-5199.

[20] 董有康, 王艺. 从"筋"论刺治疗颈源性耳鸣临床观察[J]. 中国针灸, 2016, 36(4): 369-372.

[21] 董清平, 王春来. 实用骨伤科学：脊柱外科学分册[M]. 哈尔滨：黑龙江科学技术出版社, 1991：20.

[22] 李厚臣. 腰椎间盘突出症压痛点分布规律初探[D]. 北京：北京中医药大学, 2010.

[23] JOHNSON J. 势评估治疗师操作指引[M]. 张钧雅, 译. 新北：合记图书出版社, 2014：12-18.

[24] RUHE A, FEJER R, WALKER B. Pain relief is associated with decreasing postural sway in patients with non-specific low back pain[J]. BMC Musculoskelet Disord, 2012, 13：39.

[25] QASEEM A, WILT T J, McLEAN R M, et al. Noninvasive Treatments for Acute, Subacute, and Chronic Low Back Pain：A Clinical Practice Guideline From the American College of Physicians[J]. Ann Intern Med, 2017, 166(7)：514-530.

第三节　中医手法诊疗腰椎间盘突出症 "筋骨评估"可行性验证

本研究将对腰椎间盘突出症"筋骨评估"模式评估要素：关节主动活动度、肌张力、压痛点和姿势体位的信度、效度进行相应检验，评价腰突症"筋骨评估"模式的可行性。

一、研究方法

(一)技术路线

腰突症"筋骨评估"模式可行性验证见图3-1。

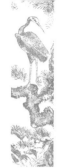

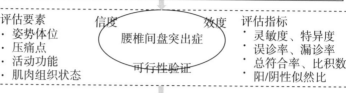

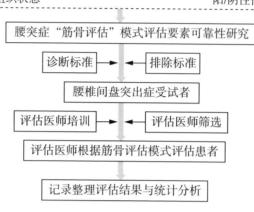

图3-1 腰突症"筋骨评估"模式可行性验证

(二)研究对象

本部分研究以腰椎间盘突出症为载体进行,样本量计算:依据预实验及相关文献报道,以评估难度最高的关节活动评估相关数据进行样本量计算。预计腰椎间盘突出症"筋骨评估"模式评估要素:关节主动活动功能评估的敏感度(Susceptibirity,Se)为90%和特异度(Specificity,Sp)为90%,设 $a=0.05$,$Za=1.96$(双侧),$\delta=0.10$,试验组样本量 n_1,对照组样本量 n_2,依据公式 $n_1=Za_2Se(1-Se)/\delta_2$,$n_2=Za_2Sp(1-Sp)/\delta_2$,计算 n_1、n_2 均为55例。腰椎间盘突出症"筋骨评估"模式中肌张力、压痛点和姿势体位评估研究的样本量依据关节活动评估样本量进行,考虑10%脱落率,试验组、对照组组各60例。

具体实施过程:本研究采用6名检查评估者,其中,3名为高年资医师(五年以上工作经验),3名为低年资医师(五年以下工作经验)。试验组和对照组各纳入10例被评估者。因此,本研究实际评估量为120例次,试验组和对照组组各60例次的评估,符合样本量计算的每组55例要求。

1.肌肉组织状态评估

招募上海交通大学医学院附属瑞金医院伤科门诊腰突症伴竖脊肌肌张

力异常患者10例;竖脊肌肌张力正常受试者10例。

腰突症诊断标准:参照中华医学会《临床诊疗指南:骨科分册》(人民卫生出版社,2009)诊断标准:①腰痛,伴下肢放射痛,可放射至小腿或足部;②直腿抬高试验或加强试验阳性;③下肢受累神经支配区出现感觉过敏/迟钝,病程长者可出现肌肉萎缩;④趾肌力减退,膝/跟腱反射改变;⑤CT或MRI提示椎间盘突出。

腰突症伴竖脊肌肌张力异常者纳入标准:①符合腰突症诊断标准;②年龄18~65周岁;③竖脊肌肌张力异常;④反复腰痛≥3个月;⑤除外脊柱先天性畸形、脊柱骨折、脱位、脊柱结核、脊柱肿瘤、脊髓肿瘤、骨质疏松等脊柱骨质病变;⑥除外内脏、心理疾病所致颈痛;⑦目前未接受其他任何治疗方案者;⑧自愿参加本研究并签署知情同意书者。

正常受试者纳入标准:①签署知情同意书者;②年龄18~65周岁;③影像学检查无腰椎退行性变;④双侧竖脊肌肌张力正常;⑤近期无腰部不适表现者;⑥除外严重内脏或心理疾病而无法配合者。

2.姿势体位评估

招募上海交通大学医学院附属瑞金医院伤科门诊腰骶部姿势异常患者10例;腰骶部姿势正常受试者10例。

腰突症患者标准同前。

正常受试者来源:腰部姿势较正常;其余同前。

3.压痛点评估

招募上海交通大学医学院附属瑞金医院伤科门诊腰突症伴腰骶部疼痛患者10例;腰骶部无疼痛正常受试者10例。

腰突症患者标准同前。

正常受试者纳入标准:腰部无压痛区域;其余同前。

4.运动功能评估

招募上海交通大学医学院附属瑞金医院伤科腰突症伴脊柱关节活动受限患者10例;无脊柱关节活动障碍的正常受试者10例。

腰突症患者标准同前。正常受试者入选标准:腰部脊柱关节无运动功能障碍;其余同前。

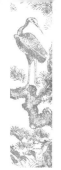

(三)评估方案

1.肌肉组织状态评估

肌肉状态评估方案:①患者俯卧,手放松放在身体两侧;检查者站其一侧;触诊手放在两侧竖脊肌、臀中肌、腓肠肌;②令患者微微抬起上身,垂直肌纤维方向触摸竖脊肌、臀中肌、腓肠肌的紧张收缩程度并双侧对比;③整个竖脊肌位置确定后令患者放松,触诊其基础张力。

肌肉顺应性评估:检测设备;肌肉状况快速测定系统(日本伊藤超短波株式会社,OE-220)。

2.姿势体位评估

姿势评估流程:主要分为正位、侧位两个方向的姿势评估。

全脊柱站立位全长片成像系统:采用法国EOS imaging公司设计开发的EOS全身骨骼三维建模成像系统来评估腰椎体位姿势的异常。

3.压痛点评估

压痛点选择:①局部,L3-4、L4-5、L5-S1棘间隙、棘间隙旁1.5 cm;双侧髂嵴周围可触及的明显"筋结"部位;②远端,臀部(臀中肌压痛点);③向下,腘窝中点(委中穴)、小腿腓肠肌(承山穴)。

压力程度:手法测试仪上经反复训练,以4 kg压力为压痛点压力最佳值。

压痛测试仪:检测设备;肌肉状况快速测定系统(日本伊藤超短波株式会社,OE-220)。

4.脊柱关节主动运动功能评估

腰椎活动度测试:嘱受试者取站立位,平视前方,两脚与肩同宽,两手自然垂于裤缝两侧,躯干肌放松,保持躯干直立;缓慢向前屈曲、向后伸展、左右侧弯腰/旋转至最大角度并维持3 s;然后回到躯干直立位。观察受试者脊柱关节活动情况。

脊柱测量仪:采用以色列Ad-Or Medical Technologies Ltd公司生产的电子脊柱曲度活动度测量仪(Spine Scan TM,型号SH-105)来评估颈椎体位的异常。测试方法:①在"Change mode"(切换模式)界面,短按开始/结束按钮,直到屏幕显示身体平衡模式(Body Balance);②长按开始/结束按钮,直到听见蜂鸣声,并且显示身体平衡模式,"Ready for Scan(准备扫描)";③受检者直立,双脚分开5~

8 cm;④测试者站在受检者身后,将Spine Scan置于两耳尖与身体正中线连线上(百会穴),按开始/结束按钮;⑤读出液晶屏幕上显示的不对称角度和方向。

(四)评价指标

本研究的评价指标包含评估要素的灵敏度、特异度、误诊率、漏诊率、总符合率、Youden指数、比积数、阳性似然比和阴性似然比(见表3-10)。

表3-10 评估要素四格表资料

类别	异常	正常	合计
异常	a(真阳性)	b(假阳性)	$a+b$
正常	c(假阴性)	d(真阴性)	$c+d$
合计	$a+c$	$b+d$	$n(a+b+c+d)$

1.灵敏度

灵敏度又称真阳性率,表示实际患病者且被待评价的诊断方法诊断为患者的概率,反映了待评价的诊断方法检出患者的能力,该值愈大愈好。计算公式如下:

$$S_\sigma = \frac{a}{a+c}$$

2.特异度

特异度又称真阴性率,表示实际未患病者被待评价的诊断方法诊断为非患者的概率,反映了待评价的诊断方法检出非患者的能力,该值愈大愈好。计算公式如下:

$$S_p = \frac{d}{b+d}$$

3.误诊率

误诊率又称假阳性率,表示实际未患病而被待评价诊断方法诊断为患者的概率,反映了待评价诊断方法将非患者误诊为患者的判断错误的可能性,该值愈小愈好,计算公式如下:

$$\alpha = \frac{b}{b+d}$$

4.漏诊率

漏诊率又称为假阴性率,表示实际患病者且被待评价的诊断方法诊断为非患病者的概率,反映了待评价的诊断方法将患者诊断为非患者的判断

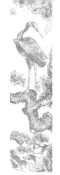

错误的可能性,该值愈小愈好,计算公式如下:

$$\beta = \frac{c}{a+c}$$

5. 总符合率

总符合率又称总的正确率,表示用待评价的诊断方法诊断的结果与方法诊断结果符合程度,反映了正确诊断患者和非患者的能力,该值愈大愈好。总符合率计算公式如下:

$$\pi = \frac{a+d}{a+b+c+d}$$

6. Youden 指数

Youden 指数表示扣除了误诊率,漏诊率之后的率,该值在 $-1 \sim 1$ 之间,该值愈大说明诊断试验的真实性越好。计算公式如下:

$$YI = a + \beta - 1$$

Youden 指数标准误计算公式为:

$$SE(YI) = \sqrt{\frac{ac}{(a+c)^3} + \frac{bd}{(b+d)^3}}$$

两个诊断系统 Youden 指数比较时,可用近似正态分布检验,统计值 u 的计算公式为:

$$u = \frac{YI_1 - YI2}{\sqrt{SE^2(YI_1)} + \sqrt{SE^2(YI_2)}}$$

7. 比积数

表示患者中诊断阳性数、阴性数之比与非患者中诊断阳性数与阴性数之比的乘积。是灵敏度与特异度的综合指标,值越大则诊断价值越大。计算公式如下:

$$OP = \frac{ad}{bc}$$

8. 阳性似然比

表示真阳性率与假阳性率之比。计算公式如下:

$$LR_+ = \frac{S_\sigma}{1 - S_P}$$

9. 阴性似然比

表示真阳性率与假阳性率之比。阳性似然比与阴性似然比反映了灵敏

防治腰椎间盘突出症理论、模式与实践

魏氏伤科

度和特异度两方面特性,不受患病率影响,较灵敏度和特异度稳定。计算公式如下:

$$LR_- = \frac{1 - S_\sigma}{S_P}$$

(五)质量控制

本试验主要部分为触诊检查,对其操作的质量控制和规范直接影响结果的判定。为尽量减少触诊操作误差,相关专业工作人员并接受过规范的培训,熟练掌握了检查内容和方法。

盲法:本试验在设计时,充分考虑了独立盲法评价的原则。受试者同步接受了相同检查方法,检查医生对受试者的姓名、人数均不知情。而试验结果则由没有参与检查的独立工作人员进行统计。同时,提前告知受试者在检查过程中不能就其自身情况与检查者交流,而检查医生也被要求独立和真实地完成检查结果的填写,不能进行任何有关结果的交流。

受试者依从性:尽管规范和熟练的检查对于受试者应是无害的,但是较长时间和多人次的检查仍然可能引起受试者颈部的不适和对试验的抵触,导致依从性的下降,同时受试者可能的腰部不适势必对其后的检查结果造成影响。为此,工作人尽量向受试者说明实验目的,取得最大限度的配合,并在每次检查完毕后保证受试者一定的休息时间。

不良反应:在试验过程中由专人观察受试者有无不良反应和不良事件发生,并做好记录,如有不良事件(如受试者出现意识、感觉、运动、血压、脉搏、心率、呼吸等生理指标异常,以及皮肤破损、眩晕、呕吐等严重不良反应)发生,应立即终止试验。在病例观察表上详细记录其发生的时间、严重程度、持续时间、处理措施等。

(六)伦理学原则

1.知情同意过程

在临床研究开始之前,研究者应获得伦理委员会的批准,应提供给研究对象知情同意书。

2.隐私保护

CRF表等患者资料,由专人保管,项目组内人员才能接触患者资料。在没有获批同意之前任何研究信息不能向未授权的第三方透露。

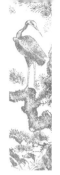

3.标本及资料的收集与使用

在项目研究结束后,CRF表等患者资料征得患者同意后由项目负责人在上海交通大学医学院附属瑞金医院伤科专柜保存以便用于以后研究用,如患者不同意,研究结束后,资料销毁。

(七)统计分析方法

数据统计分析:由双人将原始数据备份录入Excel中,相互校对并更正录入错误,在与试验记录表中的原始数据核对准确无误后,将数据锁定,再进行统计分析。用SPSS 26.0软件进行分析处理。

(八)结果

1.腰部肌肉状态评估

本次试验共120例竖脊肌的肌肉组织状态评估。评估结果的四格表资料见表3-11,灵敏度为78.33%,特异度为70%,误诊率为30%,漏诊率为21.67%,总符合率为74.17%,比积数为8.43,Youden指数为-0.48,阳性似然比为2.61,阴性似然比为0.23。

表3-11 腰部肌肉状态评估

触诊评估	肌肉状态测试仪		
	异常	正常	合计
异常	48	8	56
正常	12	52	64
合计	60	60	120

2.腰部姿势体位评估

本次试验共120例姿势体位状态评估。评估结果的四格表资料见表3-12,灵敏度为63.33%,特异度为81.67%,误诊率为13.33%,漏诊率为20.00%,总符合率为72.50%,比积数为8.43,Youden指数为-0.67,阳性似然比为3.45,阴性似然比为0.45。

表3-12 腰部姿势体位评估

姿势评估	EOS全身骨骼影像		
	异常	正常	合计
异常	38	11	49

表3-12（续表）

姿势评估	EOS全身骨骼影像		
	异常	正常	合计
正常	22	49	71
合计	60	60	120

3.腰部压痛点评估

本次试验共120例竖脊肌疼痛点触诊评估。评估结果的四格表资料见表3-13，灵敏度为66.67%，特异度为58.33%，误诊率为41.67%，漏诊率为33.33%，总符合率为62.50%，比积数为2.80，Youden指数为-0.25，阳性似然比为1.60，阴性似然比为0.57。

表3-13　腰部压痛点评估

疼痛触诊	压痛仪		
	异常	正常	合计
异常	40	25	65
正常	20	35	55
合计	60	60	120

4.腰椎关节活动评估

本次试验共120例腰椎关节活动度评估。评估结果的四格表资料见表3-14，灵敏度为78.33%，特异度为80.00%，误诊率为20%，漏诊率为21.67%，总符合率为79.17%，比积数为14.46，Youden指数为-0.58，阳性似然比为3.92，阴性似然比为0.27。

表3-14　腰椎关节活动评估

关节活动评估	脊柱活动测量仪		
	异常	正常	合计
异常	47	12	59
正常	13	48	61
合计	60	60	120

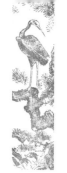

第四节　中医手法诊疗腰椎间盘突出症"筋骨评估"可靠性检验

通过观察不同医生采用腰突症"筋骨评估"模式对同一批腰突症患者进行评估结果的一致性检验,验证腰突症"筋骨评估"模式的可靠性。

一、研究方法

（一）样本量计算

根据前期预试验,高年资医生诊断阳性且低年资医生诊断阴性的概率为0.04,高年资医生诊断阴性且低年资医生诊断阳性的概率为0.24。设 $\alpha=0.05$, $\beta=0.10$,考虑10%脱落率,样本量为66,研究中每组有3名评估医生,因此实际研究纳入患者为22例（上海交通大学医学院附属瑞金医院伤科门诊的腰椎间盘突出症患者22例）。

评估医生分为高年资医生组（高级职称）和低年资医生组（初级职称）,均统一接受腰突症"筋骨评估"模式培训,每组3人。

1. 纳入标准

本研究的纳入标准是：①符合诊断标准；②年龄为18~65岁,男女不限；③病程小于2年；④治疗期间同意不接受其他治疗（包括肌松剂及消炎止痛药物治疗）；⑤自愿加入本实验,并签署知情同意书,承诺遵守研究程序,并配合实施全过程研究。

2. 排除标准

本研究的排除标准是：①不符合上述诊断及纳入标准者；②不能配合完成资料收集者或资料不全者；③合并腰椎骨折,或有结核、肿瘤等局部骨病患者；④合并有心血管、肝肾或造血系统等严重原发性疾患者；⑤有其他自身免疫性疾病、变态反应性疾病和急、慢性感染者；⑥精神病患者,或有严重更年期症状的女性患者；⑦妊娠期或哺乳期妇女；⑧2周内正在进行其他本疾病疗法的实验研究。

3. 退出（脱落）标准

因以下原因未完成临床方案的纳入病例应视为脱落：①评估过程中病人自行退出；②因较差依从性、出现夹杂症、不良事件等原因退出的病例。

脱落的病例应详细记录原因,并采用适当的统计方法(如意向性分析)将其相关数据纳入最终统计分析中。相关病例观察表应保留备查。

评估方案评估医生依照《腰突症"筋骨评估"模式》进行腰椎间盘突出症患者临床评估,并依据方案拟定的评估内容和判定要素进行如实记录。

质量控制为保证评估结果的独立性,评估医生在相互独立的诊室对每例患者进行单独评估,评估结果也由专职人员进行记录统计。

同时,为保证评估医生对颈型颈椎病筋骨评估方案具体操作的熟悉程度。依据《腰突症"筋骨评估"模式》,课题组对所有参与评估试验的医生进行了严格的技术培训与指导,且经测评合格者方可被纳入观察医生组。

4.不良反应

在试验过程中注意观察有无不良反应和不良事件发生,并做好记录。如有不良事件发生,应在病例观察表上详细记录其发生的时间、严重程度、持续时间、处理措施等。

5.终止试验情况

以下情况均可中途停止全部试验:①研究者在发现安全性问题或方案有重大失误时;②申办方因经费或管理原因;③行政主管撤销试验。终止试验时,全部临床病例观察表应予保留备查。

(二)统计方法

以病例观察表的形式完成每个入选病例的资料的收集;病例观察表由专人负责填写,填写病例观察表要求及时、准确、完整、规范和真实,最后由专职人员审核病例观察表。

为保证数据的准确性,数据录入与管理由专人负责,数值型数据采用双份录入并校对。

将病例报告表中所有的原始数据,由双人备份录入到计算机的Excel表格中,相互校对并更正录入错误,与病例报告表中的原始数据核对准确无误后进行统计分析。观察者间一致性指标应用Kappa值。Kappa值在0.00~0.20之间表示程度极低的一致性;在0.21~0.40之间表示一般的一致性;在0.41~0.60之间表示中等程度的一致性;在0.61~0.80表示高度的一致性;在0.81~1.00之间表示几乎完全一致。

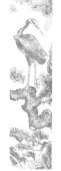

二、研究结果

(一)病例基本情况

共纳入22例腰突症患者(表3-15):男性9例,女性13例,平均年龄36.36±9.62岁。研究过程中未发生脱落,未见不良反应。

表3-15 纳入病例基本情况

评估项目		数据
性别	男	9
	女	13
年龄/岁		36.36±9.62
身高/cm		170.91±7.60
体重/kg		72.77±11.65
突出节段	L4-L5	9
	L5-S1	9
	L4-S1	4

(二)医生评价一致性结果

本研究依据腰突症"筋骨评估"模式进行了132次腰椎间盘突出症特色评估,分别评估了患者的肌张力、压痛点、腰椎关节主动活动度和姿势体位。检验结果(表3-16)显示,Kappa系数分布范围0.538～0.931。

表3-16 评估Kappa检验结果

评估项目		Kappa系数
肌张力	竖脊肌	0.850
	臀中肌	0.734
	腓肠肌	0.616
压痛点	腰椎间盘突出节段棘间	0.830
	腰椎间盘突出节段夹脊穴	0.596
	居髎穴	0.640
	委中穴	0.796
关节主动活动度	腰椎屈伸活动度	0.875
	腰椎侧屈活动度	0.864
	腰椎旋转活动度	0.806
	直腿抬高角度	0.931

表3-16（续表）

评估项目		Kappa系数
姿势体位	腰椎前凸	0.538
	腰椎侧倾	0.928
	骨盆侧倾	0.599

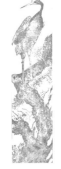

肌张力评估：竖脊肌（Kappa系数0.850）、臀中肌（Kappa系数0.734）和腓肠肌（Kappa系数0.616）具有高度的一致性。

压痛点评估：腰椎间盘突出节段棘间（Kappa系数0.830）、居髎穴（Kappa系数0.640）和委中穴（Kappa系数0.796）具有高度的一致性，腰椎间盘突出节段夹脊穴（Kappa系数0.596）具有中等程度的一致性。

腰椎关节主动活动度评估：腰椎前屈活动度（Kappa系数0.875）、腰椎侧屈活动度（Kappa系数0.864）、腰椎旋转活动度（Kappa系数0.806）和直腿抬高角度（Kappa系数0.931）具有高度的一致性。

姿势体位评估：腰椎侧倾（Kappa系数0.928）具有高度一致性，腰椎前凸（Kappa系数0.538）和骨盆侧倾（Kappa系数0.599）具有中等程度的一致性。

经腰突症"筋骨评估"模式评估为异常者，异常定位一致性情况见表3-17。

表3-17　评估结果为"异常"的Kappa检验结果

评估项目		Kappa系数
肌张力	竖脊肌	0.695
	臀中肌	0.555
	腓肠肌	0.582
压痛点	腰椎间盘突出节段棘间	0.681
	腰椎间盘突出节段夹脊穴	0.668
	居髎穴	0.676
	委中穴	0.830
关节主动活动度	腰椎屈伸活动度	0.691
	腰椎侧屈活动度	0.762
	腰椎旋转活动度	0.758
	直腿抬高角度	0.796
姿势体位	腰椎前凸	0.542
	骨盆侧倾	0.591

第三章　魏氏手法诊疗腰椎间盘突出症评估模式

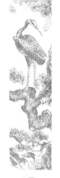

肌张力评估中左右侧差异一致性:竖脊肌定位评估具有较好一致性,Kappa系数为0.695;臀中肌和腓肠肌具有中等一致性,Kappa系数分别为0.555和0.582。

压痛点定位评估:腰椎间盘突出节段棘间、腰椎间盘突出节段夹脊穴、居髎穴、委中穴压痛评估具有较好一致性,Kappa系数分别为0.681、0.668、0.676和0.830。

关节主动评估:腰椎屈伸、侧屈、旋转及直腿抬高评估具有较好的一致性,Kappa系数分别为0.691、0.762、0.758和0.796。

姿势体位评估:腰椎前凸和骨盆侧倾均具有中等一致性,Kappa系数分别为0.542和0.591。

腰突症"筋骨评估"模式可行性分析显示,肌张力、压痛点、腰椎关节主动活动度和姿势体位评估具有较好的可行性,且腰椎关节主动活动度和姿势体位评估具有更佳的灵敏度和特性度。腰突症"筋骨评估"模式可靠性分析显示,肌张力、压痛点和腰椎关节主动活动度评估具有较好的可靠性,姿势体位评估的可靠性有待于提高。因此,课题组认为颈椎病"筋骨评估"模式的评估要素可分为主要评估要素(肌张力评估、压痛点评估和腰椎关节主动活动度评估)和辅助评估要素(姿势体位评估)。

三、讨论

在腰椎间盘突出症的诊疗过程中,对筋骨状态进行评估尤其重要,但中医受到传统诊疗模式以及流派自我保护的影响,很难对医生的知识结构、经验、直觉、感悟等进行精确描述和测量,所以有必要形成筋骨评估的规范化操作。调查问卷和量表是最常用的数据搜集方法,而信度效度检验对调查问卷和量表的制定尤其重要。

信度:本研究分别采用Kappa系数和克朗巴赫系数检验了问卷的外在信度和内在信度。本问卷Kappa系数检验结果显示,20个题目(86.96%)的Kappa系数均大于0.60,具有较好的外在一致性。问卷总体Kappa值为0.777,具有较好的外在信度。问卷所有题目克朗巴赫系数值为0.886,总体具有较好的内在信度。

效度:本研究先后经过文献回顾、专家论证等,确定了腰椎间盘突出症"筋骨评估"专家共识问卷应包含触诊评估、关节活动评估、肌肉状态(肌张力)、压痛点、姿势体位5个维度共23个题目的主要内容。根据德尔菲法对问卷进行两轮专家咨询,最终形成专家共识问卷,确保问卷有较好的内容效度。经两轮共回收40份问卷检验结果显示,专家对问卷内容的有效性给予了较好评价,因此本问卷具有较好的内容效度。因子分析问卷的结构效度结果显示,本问卷共筛选出肌肉状态、姿势体位、压痛点、触诊评估、关节活动、上斜方肌肌张力和棘突触诊共7个公因子,总方差累计贡献率为81.668%(高于精确度80%的要求),说明公因子可解释本问卷80%以上的内容,且因子载荷为0.458~0.884,均大于0.350,说明该问卷结构合理,具有较好的实用性。

综上,本研究结果提示:本调查问卷具有良好的信度效度,可以用来进行筋骨评估模式构建研究。此问卷在一定程度上解决了中医传统推拿手法筋骨评估专家共识调查问卷缺乏的问题,对于筋骨评估的规范化研究具有一定的指导意义。但部分中医流派手法特征及文献未能纳入问卷调查研究,后续需进一步完善整合;另外由于问卷具有主观性,所以要求被调查人持端正态度进行问卷反馈,方能得出客观有效结论。

四、结论

本研究编制的中医手法治疗腰椎间盘突出症"筋骨评估"问卷条目构建合理,编制过程严谨、科学,具有较好的信效度,可用于中医手法治疗腰椎间盘突出症筋骨规范化评估。量表条目敏感性高、实用性强。

第五节　魏氏手法诊疗腰椎间盘突出症 "筋骨评估"模式建立

魏氏伤科主张通过"望、比、摸"检查方法评估病情,研究团队通过结合上述腰椎间盘突出症中医手法诊疗"筋骨评估"模式及魏氏伤科"望、比、摸"特色检查方法,建立腰椎间盘突出症魏氏手法"筋骨评估"模式。

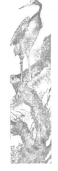

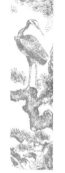

一、腰椎间盘突出症魏氏伤科"望、比、摸"技术特点

(一)望诊评估

腰椎间盘突出症魏氏伤科望诊评估主要观察患者的姿势体位和步态：①异常姿势，腰椎间盘突出症患者通常表现为脊柱侧弯和骨盆倾斜；②异常步态，腰椎间盘突出症患者通常表现出行走跛行步态。

(二)比诊评估

腰椎间盘突出症魏氏伤科比诊评估，主要比较观察腰椎活动、健患侧下肢抬腿活动，臀大肌及腓肠肌、胫前肌丰满程度。

(三)摸诊评估

腰椎间盘突出症魏氏伤科摸诊评估以"轻摸皮，重摸骨，不轻不重摸筋肌"为法则。"轻摸皮"体现在以较轻手法感知胸腰椎生理曲度、腰臀部及下肢软组织弹性、紧张度、皮肤感觉；"重摸骨"体现在以较大力度手法按压检查患者胸腰骶椎棘上、棘间及棘旁小关节疼痛情况；"不轻不重摸筋肌"体现在以中等力度触摸椎旁肌肉、臀上穴(魏氏伤科制定的压痛点名称，具体部位为髂前上棘与髂后上棘连线中点)、委中穴、承山穴疼痛情况。

二、腰椎间盘突出症魏氏手法"筋骨评估"模式建立

研究团队结合中医手法治疗腰椎间盘突出症"筋骨评估"模式及魏氏伤科"望、比、摸"特色检查方法，建立腰椎间盘突出症魏氏手法治疗"筋骨评估"模式(见表3-18)。

表3-18　腰椎间盘突出症魏氏手法"筋骨评估"模式

条目		健侧	患侧
肌张力	竖脊肌		
	臀中肌		
	腓肠肌		
压痛点	腰椎间盘突出节段棘间		
	腰椎间盘突出节段夹脊穴		
	臀上穴		
	委中穴		

表3-18（续表）

条目		健侧	患侧
关节主动活动度	腰椎屈伸活动度		
	腰椎侧屈活动度		
	腰椎旋转活动度		
	直腿抬高角度		
姿势体位	腰椎前凸		
	腰椎侧倾		
	骨盆侧倾		
	跛行步态	有	无

注：对有马尾神经损伤，下肢肌力明显减退及腰椎间盘急性发作期患者，不建议根据此评估模式开展手法治疗。

第四章

魏氏伤科特色治疗技术治疗腰椎间盘
突出症的临床应用

第一节 魏氏伤科经验方伸筋活血合剂治疗腰椎间盘突出症临床研究

伸筋活血合剂是魏氏伤科传统经验方剂,在治疗腰椎间盘突出症中具有很好的疗效,且无明显副作用,为进一步观察其疗效及临床推广,本团队自2008年1月至2013年12月采用该方药结合其他一般保守疗法治疗腰椎间盘突出症110例,极大改善了患者的腰腿运动能力和日常生活能力,取得良好效果。

一、资料与方法

(一)一般资料

共收集病例110例,均为瑞金医院伤科门诊或住院患者。所有病例诊断明确。其中男性58例,女52例。年龄24~63岁,平均年龄44岁。病程3周至4年不等。两组患者性别、年龄、病程等基线资料差异均无统计学意义($p > 0.05$),具有可比性。

(二)研究标准

1. 诊断标准

采用《中药新药治疗腰椎间盘突出症的临床研究指导原则》及胡有谷《腰椎间盘突出症》中的有关标准的诊断标准:①腰痛合并坐骨神经痛,直腿抬高试验阳性;②腰椎棘突旁有明显压痛点,可伴有放射痛;③可伴有下肢肌力、感觉的异常;④X线片排除其他腰椎病变,显示腰椎生理曲度变直或椎间隙变窄、不等宽或椎体边缘有骨质增生;⑤CT或MRI示椎间盘突出或膨出。

2. 纳入标准

本研究的纳入标准是:①身体健康,年龄在20~70岁;②符合上述诊断标准。

3. 排除标准

本研究的排除标准是:①不符合上述诊断标准及纳入标准者;②合并有严重腰椎管狭窄或腰椎滑脱患者;③大块髓核突出引起严重神经功能障碍者、马尾神经受压者及有其他手术指征者;④合并有心脑血管疾患、肝肾功能异常和造血系统疾患、消化系统疾患、肿瘤以及其他各严重危及生命的原

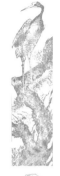

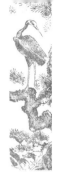

发性疾病者;⑤各种原因不能坚持治疗完成临床研究者。

(三)研究方法

1.分组方法

将110例患者,随机分成两组。采取推拿、牵引基础保守治疗的对照组55例,在一般治疗的基础上同时口服伸筋活血合剂的治疗组55例。所有患者均采用VAS视觉模拟疼痛评分和用Oswestry功能障碍指数问卷表(Oswestry Disability Index,ODI)来观察疗效。两组病人治疗前,在VAS评分及ODI指数上无显著性差异。

2.治疗方法

对照组:给予常规手法治疗及牵引治疗,手法每周2次;牵引用机械牵引,隔日1次。药物治疗组:在基础治疗外给予伸筋活血合剂口服,每日2次,每次15毫升。10日为1个疗程。疗程间隙停药3日,再进入下一个疗程。共进行3个疗程后疗效评定。

附:伸筋活血合剂的组成,即伸筋草、当归、狗脊、乳香、没药、牛膝、白芍、木瓜各9 g,秦艽4.5 g,杜仲、续断、桑寄生各9 g,甘草3 g。

3.观察指标及疗效标准

治疗开始前结束后,疼痛采用VAS疼痛评分来评定疼痛缓解情况。采用Oswestry功能障碍指数问卷表(ODI)作为腰椎间盘突出症症状的疗效评定标准。采用ODI评定时,将ODI进行分级:优级ODI为0%~25%;良级ODI为26%~50%;中级ODI为51%~75%;差级ODI为76%~100%。患者同时行腰背部表面肌电图检测,主要观察指标为MFs及AEMG值。

(四)统计方法

数据采用SPSS 17.0统计软件包进行资料分析,计量资料以$\bar{x} \pm s$描述,组间比较采用独立样本 t 检验,组内治疗前后比较采用配对样本 t 检验,$p < 0.05$ 为有统计学意义。两组患者ODI指数比较采用Ridit分析,检验水准为0.05。

二、研究结果

(一)VAS评分比较

经过1个疗程治疗后,两组患者治疗前后比较腰痛均有明显的改善。差异有统计学意义(组内比较,治疗组 $p<0.01$、对照组 $p<0.05$)。而两组之间,治疗组在腰痛改善方面要优于对照组,统计学上也有显著性差异。两组患者不同阶段 VAS 评分比较见表4-1。

表4-1 两组患者不同阶段 VAS 评分比较($\bar{x} \pm s$,分)

观察时间	治疗组	对照组	p(组间)
治疗前	7.49±1.17	7.53±1.31	>0.05
治疗后 14 d	2.93±1.29	4.65±2.01	<0.05
p(组内)	<0.01	<0.05	

(二)两组患者治疗后OD1分级比较

两组ODI指数分级比较见表4-2。

表4-2 两组患者治疗后OD1分级比较

组 别	优	良	中	差	合 计
治疗组	17	27	8	3	55
对照组	9	14	26	6	55
合 计	26	4l	34	9	110

注:治疗组 95% CI=(0.512 4,0.667 9),R 值 =0.589 7;对照组 95% CI=(0.323 9,0.484 6),R 值=0.405 2,置信区间不重叠,差异有统计学意义,治疗组优于对照组。

(三)AEMG 和 MFs 情况比较

由表4-3可知:治疗组治疗后,腰部竖脊肌 AEMG 和 MFs 均有显著改善($p<0.01$),对照组 AEMG 有明显改善($p<0.01$);两组治疗后 AEMG 和 MFs 相比,治疗组患者明显优于对照组($p<0.01$)。

表4-3 两组AEMG和MFs变化情况比较($\bar{x} \pm s$,μV)(n=55)

组别	阶段	AEMG	MFs
治疗组	治疗前	37.75 ± 5.07	−(28.12 ± 9.97)
	治疗后	52.61 ± 7.54[*#]	−(15.08 ± 7.09)[*#]
对照组	治疗前	39.11 ± 7.39	−(27.74 ± 19.81)
	治疗后	46.02 ± 6.67[*]	−(23.92 ± 7.41)

注:*表示与本组治疗前比较具有统计学差异($p<0.01$);#表示与对照组治疗后比较具有统计学差异($p<0.01$)。

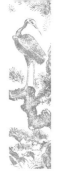

三、讨论

腰椎间盘突出症是临床骨伤科常见病和多发病,并且其发病率逐年上升,严重影响着患者的生活质量和工作能力。自1934年美国哈佛医学院首次进行腰椎间盘摘除术以来,手术在治疗腰椎间盘突出症中已越来越常用。但很多时候手术并不能完全解决患者的症状。据统计,手术治疗对患者疼痛的缓解率为70%~80%,而患者满意率仅为70%左右。所以,到目前为止,非手术治疗依然在腰突症的治疗中占据着主导地位。在众多保守治疗方法中,中医传统药物是治疗的主要手段之一,在腰椎间盘突出症的治疗中发挥了很大的作用。但目前中医药治疗腰突症的研究中,临床观察指标往往不够统一,甚或多为非定量指标,很大程度上影响了疗效的评定,如何较为有效和客观地评价中药在治疗腰突症中的作用,值得深入研究。

本临床研究用VAS疼痛量表来评价药物对腰突症最主要的症状即疼痛的作用。用Oswestry功能障碍指数评分来评价患者的生活情况。用表面肌电图测定来描述和评价腰部肌肉的功能和协调。整个评价体系较为客观实际。

腰椎间盘突出症属于中医学"腰腿痛""痹证"等范畴,故该病的发生发展与外力损伤、素体虚弱、先天肾气不足、外感风寒湿邪的侵袭及年高劳倦肾气衰退有直接关联。故治疗应以祛风除湿、活血通络为主,同时兼补益肝肾,强壮筋骨。伸筋活血合剂是国内外较有影响的老名医中医魏指薪教授的经验方。是魏氏伤科最常用特色验方和秘方。首次曾记载于魏氏伤科专著《伤科常见疾病治疗法》。方中君药伸筋草乃魏氏伤科治伤要药,苦、辛、温,入肝、脾经,有散寒除湿、舒筋通络之功效,合以秦艽、川牛膝逐痹舒筋,效宏力专。当归补血和血,同时又擅止痛。方中选用狗脊,苦、甘、温,入肝、肾经,取其补而能走之功,可补肝肾、除风湿、健腰脚、利关节。杜仲、桑寄生并用,前者善于补肝肾、强筋骨,后者性专祛风除湿、通调血脉,二者共用,功效倍之。除此之外,方中更添续断一味,加强补肾益肝、强壮筋骨、宣通百脉、通利关节以通痹起痿。方中木瓜为舒筋活络常用药物,可益筋走血而奏活血通经之效;白芍养血和营,缓急止痛;乳香、没药并用旨在宣通脏腑,流通经络,散血定痛。诸药合用,以舒筋通络、活血止痛为其长,又兼补益肝肾,可谓通补兼施。

　　该方系魏氏伤科家传秘方之一,经过几代人长期临床应用,并早在1958年起就在瑞金医院伤科应用于临床。最早是汤剂,以后为了便于服用及携带又改为浓缩糖浆剂。该药组成药物其各味药材均为《中国药典》(一部)收载品种,均无毒性,无配伍禁忌,无饮食禁忌,且伸筋活血合剂疗效确切,价格低廉,故而深受医生及患者的欢迎。本临床观察亦表明,伸筋活血合剂配合一般手法、牵引等治疗对于腰椎间盘突出症效果确切,能明显缓解患者腰腿痛症状,提高患者生活质量,值得推广运用。

参考文献

[1] SCHWARZER A C, APRILL C N, DERBY R, et al. The prevalence and clinical features of internal disc disruption in patients with chronic low back pain[J]. Spine (Phila Pa 1976), 1995, 20(17):1878–1883.

[2] 中华人民共和国卫生部. 中药新药临床研究指导原则:第三辑[S]. 1997:145.

[3] 胡有谷,陈伯华,周跃. 腰椎间盘突出症[M]. 5版. 北京:人民卫生出版社,2023.

[4] 李士春,郭昭庆. 评分系统在腰椎疾患中的应用[J]. 中国脊柱脊髓杂志,2005, 15(12): 758–761.

[5] 张耘. 腰椎间盘突出症术后并发症临床分析[J]. 中医正骨,2005, 17(5): 34.

[6] RUBIN G, RAICHEL M, TANZMAN M, et al. Posterior lumbar interbody fusion(PLIF stand-alone) for chronic low back pain[J]. Harefuah, 2009, 148(6):367–412.

[7] 包春宇,马长江. 独活寄生汤加减治疗腰椎间盘突出症疗效观察[J]. 中医正骨,2010, 22(10): 11–12, 16.

第二节　魏氏伤科蒸敷方治疗不同证型腰椎间盘突出症临床疗效评价研究

　　蒸敷方是魏氏伤科代表性中药外治方药,临床广泛应用于腰椎间盘突出症的治疗。就魏氏伤科而言,每月门诊腰椎间盘突出诊治量约在2 000人次,其中约50%以上采用魏氏伤科外用蒸敷方热敷治疗,疗效显著。然而,对其治疗各证型腰椎间盘突出症患者临床治疗效果尚无系统的临床研究,为了更好地服务造福于广大患者。本研究团队对蒸敷方治疗腰椎间盘突出

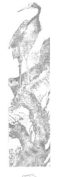

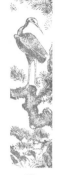

症患者各个证型临床疗效进行研究,明确其对不同证型腰椎间盘突出症患者临床疗效,为今后改良蒸敷方奠定基础,同时可进一步探索中医辨证外用中药规律及特点。

一、资料与方法

(一)病例选择

1.诊断标准

采用2012年国家中医药管理局《中医病证诊断疗效标准》中腰椎间盘突出症的诊断依据、证候分类的内容,并有影像学(MR或CT)检查支持者为明确诊断。

2.纳入标准

本研究的纳入标准是:①符合2012年国家中医药管理局《中医病证诊断疗效标准》中腰椎间盘突出症的诊断依据、证候分类的内容;②年龄20~60岁,性别不限;③同意参加本项研究并签署知情同意书者。

3.排除标准

本研究的排除标准是:①不符合上述诊断标准及纳入标准者;②合并有严重腰椎管狭窄或腰椎滑脱患者;③大块髓核突出引起严重神经功能障碍者、马尾神经受压者及有其他手术指征者;④合并有严重心脑血管疾患或其他重大疾患者;⑤近3个月内参加过或正在参加其他临床研究者。

(二)一般资料

共收集符合评价条件的病例120例,均为上海交通大学医学院附属瑞金医院伤科、上海市香山中医医院、上海交通大学医学院附属新华医院崇明分院伤科门诊或病房的腰椎间盘突出症患者。对纳入研究的患者根据舌苔脉象分为四组,分别为血瘀型组、寒湿型组、湿热型组、肝肾亏虚型组,各组患者在性别、年龄、病程等基线资料见表4-4。

表4-4 各组入组者基线资料

组 别	入组人数 n		平均年龄/a	平均病程/月
	男	女		
血瘀型组	5	15	41.5±9.5	7.7±6.1

表4-4（续表）

组　　别	入组人数 n		平均年龄/a	平均病程/月
	男	女		
寒湿型组	10	23	47.5±9.7	10.6±6.2
湿热型组	7	24	42.7±8.1	16.7±8.4
肝肾亏虚型组	9	27	65.3±8.8	15.3±5.2

（三）治疗方法

患者均予以蒸敷方热敷,每日2次,每次30 min左右,共治疗30 d。同时,根据患者具体情况适当配合消炎止痛药、营养神经药、中医手法等治疗。

（四）评价指标

1.目测类比疼痛评分法(visual analogue scale,VAS)

评分从0到10分,评分越高代表疼痛越严重,本研究用此量表来评定治疗前后疼痛缓解情况。

2.Oswestry功能障碍指数问卷表(Oswestry Disability Index,ODI)

ODI是临床上最多用于腰痛患者自我量化功能障碍的问卷调查表,作为腰椎间盘突出症症状的疗效评定标准。

3.SF-36量表

该量表是一个被普遍认可的生存质量测评工具,综合评分越高,表明生存质量越好。

4.腰椎功能评定

采用日本骨科协会(JOA)下腰痛评分表作为腰椎功能评定的标准,来评定患者的治疗效果。

5.病例随访及研究流程

所有患者,每10 d随访一次,详细记录疗效评价,30 d后结束治疗和访视。

（五）统计分析

通过使用SAS 9.4软件(SAS Institute Inc., North Carolina, USA)统计分析,计量资料用均数±标准差($\bar{x}\pm s$)表示,临床疗效(计数资料)比较采用Ridit分析。组内治疗前后差异,采用配对样本 t 检验;检验水准 $\alpha=0.05$, $p<0.05$ 认为差异有统计学意义, $p<0.01$ 认为差异有明显统计学意义。

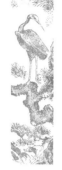

二、研究结果

（一）VAS评分比较

各组患者不同阶段VAS评分比较见表4-5。

表4-5　各组患者治疗前后VAS评分比较($\bar{x}\pm s$,分)

组别	n	治疗前	治疗后	p（治疗前后）
血瘀型组	20	7.53±1.31	3.91±2.32	$p<0.01$
寒湿型组	33	7.44±1.36	4.85±2.99	$p<0.05$
湿热型组	31	7.43±1.26	5.29±1.97	$p<0.05$
肝肾亏虚型组	36	7.38±1.06	5.73±2.29	$p<0.05$

表4-5说明经过1个月治疗后,各组与治疗前比较腰痛症状均有明显改善,差异有统计学意义（血瘀型组$p<0.01$,其他组$p<0.05$）,提示蒸敷方可明显缓解各证型腰椎间盘突出症患者腰痛症状,其中对于血瘀型腰椎间盘突出患者效果尤其明显。

（二）Oswestry功能障碍指数评定（ODI）

比较结果见表4-6,各组在治疗前后,ODI指数相较均有显著性差异（血瘀型组和寒湿型组$p<0.01$,其他组$p<0.05$）,说明魏氏伤科蒸敷方可明显降低各证型腰椎间盘突出症患者ODI指数,其中对于血瘀型和寒湿型腰椎间盘突出症患者ODI指数尤其明显。

表4-6　各组患者治疗前后ODI指数比较（$\bar{x}\pm s$,%）

组别	n	治疗前	治疗后	前后差	p（治疗前后）
血瘀型组	20	56.25±11.04	37.80±10.51	19.80±7.06	$p<0.01$
寒湿型组	33	57.49±11.14	42.73±9.56	17.56±5.26	$p<0.01$
湿热型组	31	52.29±11.70	44.33±11.73	16.30±10.40	$p<0.05$
肝肾亏虚型组	36	57.38±11.73	47.76±8.23	13.02±7.45	$p<0.05$

（三）生存质量比较

根据统计各组治疗前SF-36评分比较均无显著性差异（$p>0.05$）,有可比性。各组在治疗前后,SF-36评分情况均有显著性差异（寒湿型组$p<0.01$,其他组$p<0.05$）。说明魏氏伤科蒸敷方对各型腰椎间盘突出症患者的生活质量均有一定的改善,相对而言寒湿型组疗效最优,其他组次之。见表4-7。

表4-7　各组患者治疗前后SF-36评分情况比较($\bar{x}\pm s$,分)

组别	n	治疗前	治疗后	p(治疗前后)
血瘀型组	20	44.28±5.42	63.22±6.63	$p<0.05$
寒湿型组	33	46.24±7.19	74.36±6.12	$p<0.01$
湿热型组	31	45.72±5.09	61.17±4.23	$p<0.05$
肝肾亏虚型组	36	46.12±5.97	63.75±9.85	$p<0.05$

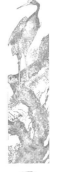

三、讨论

腰椎间盘突出症是临床最常见疾病之一,是引起腰腿痛主要原因,随着人们生活方式的变化,其发病年龄有年轻化倾向。该病不但严重影响患者的生活质量,而且也严重影响患者的工作能力,给患者家庭及社会带来巨大的经济损失。相关研究表明,在远期疗效上,手术与非手术治疗腰椎间盘突出症,疗效无显著性差异。所以,到目前为止,应用药物、针灸、推拿、理疗等非手术治疗依然在腰椎间盘突出症的治疗中占据着重要地位。

魏氏伤科多年来在治疗腰椎间盘突出症上有自己独到的特色疗法,也已有相关报道。具体来说,魏氏伤科经验秘方蒸敷方外用湿热敷是治疗腰椎间盘突出症的基本特色疗法之一。在中医辨证论治体系中,外治法是与内治法相对而言的治疗法则,是中医辨证施治的另一种体现。吴师机在《理瀹骈文·略言》中首次提出"外治之理,即内治之理"的观点。外治与内治一样均是以中医基本理论为指导,在临床运用上,医理与药性并没有很大的区别,只是在应用方法上的不同。中药外敷是中医外治法中较有特色的治疗方法之一,现代中药湿热在临床普遍应用,不仅用于治疗局部骨关节疾病,还用于治疗多种筋伤、内伤疾患。因此,在辨证施治原则指导下合理进行外用中药治疗,是中医骨伤科重要的治疗手段。中医经络学认为人体四肢部位分布五脏六腑之经穴,中药外用局部湿热敷不仅能使药物作用于疼痛局部而治其标,而且药物作用于外洗部位可刺激脏腑在体表相关腧穴、调节脏腑功能治其本,从而达到标本兼治的目的。现代药理研究认为,中药外用湿热敷具有镇静、安神、止痒、止痛作用,同时可使皮肤毛细血管扩张,血流加快,人体气血畅通,改善局部微循环,促进新陈代谢,加速组织

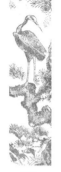

修复;此外,有学者从电生理的角度研究,认为中药外用湿热敷可反馈性地使正电位、肌电位、神经电位等生物电位发生有益于健康的变化。中药外治法作为治疗骨伤科疾病的常用治疗方法,可使玄府洞开,药力经毛窍而入,乘热在患处皮肤熏洗,由于温热的物理性刺激及药物作用,引起皮肤和血管扩张,促进局部的血液循环,改善局部软组织营养和全身功能,减轻局部组织的非特异性炎症反应,促进炎性产物的吸收。中药有效成分的透皮作用,同时可刺激皮肤的末梢神经感受器,通过神经系统,形成新的反射,从而缓解疼痛。

根据腰椎间盘突出症的临床症状、体征,可将其归属于中医学的"腰痛""痹证"等范畴。《证治准绳·腰痛》有云:"有风、有湿、有寒、有热、有闪挫、有瘀血、有滞气、有痰积,皆标也;肾虚其本也。"魏氏伤科也认为腰椎间盘突出症是由于外伤、劳损、肾气不足和外感风寒湿热之邪,邪注经络,引发经络阻闭,瘀滞不通所致;或与年高、劳倦、肾气衰退直接相关。故治疗应祛风湿、活气血、通经络、止痹痛,兼补肝肾、强筋骨。因此在外用药上,魏氏伤科治疗腰椎间盘突出症主要应用蒸敷方外用湿热熏蒸治疗。魏氏伤科熏蒸方是将配方药物经加工粉碎成细末,装入布袋中,隔水蒸热,热敷患处。蒸敷方在瑞金医院使用也有40余年历史,方中当归、红花活血化瘀止痛;扞扦活、路路通是合用既能活血止痛,又可祛风通络,化湿消肿;络石藤善走经络,通达四肢,能舒节活络,宣通痹痛;虎杖根则长于破瘀通经,合以桂枝、羌活温通经络开痹;再配以五加皮则以散风、燥湿、驱寒。全方共达活血、祛风通络、宣痹止痛之功效。

此次研究中,用VAS疼痛量表来评价药物对腰椎间盘突出症最主要的症状即疼痛的作用,用Oswestry功能障碍指数评分来评价患者功能恢复情况,用SF-36量表来评价患者的生活质量,整个评价方法较为客观。结果显示,魏氏伤科蒸敷方对各型腰椎间盘突出症的治疗均有明确的治疗效果,可有效地缓解疼痛,改善病情,提高生活质量,但从本研究提示蒸敷方尤其对血瘀型和寒湿型患者具有更好的效果。临床上针对腰椎间盘突出症患者应用蒸敷方治疗可以依据辨证分型有选择性应用。鉴于本次观察病例偏少,后续拟继续扩大样本量继续开展本研究,争取为下一步魏氏伤科辨证分型治疗腰椎间盘突出症提供一定的临床基础。

参考文献

[1] 黄晓琳, 燕铁斌. 康复医学[M]. 5版. 北京：人民卫生出版社, 2013：218-223.

[2] SCHWARZER A C, APRILL C N, DERBY R, et al. The prevalence and clinical features of internal disc disruption in patients with chronic low back pain[J]. Spine (Phila Pa 1976), 1995, 20(17)：1878-1883.

[3] 周谋望, 岳寿伟, 何成奇, 等."腰椎间盘突出症的康复治疗"中国专家共识[J]. 中国康复医学杂志, 2017, 32(2)：129-135.

[4] 张燕, 杨会生, 姜国华. 腰椎间盘突出症非手术治疗方法研究进展[J]. 中医药信息, 2012, 29(3)：132-135.

[5] 张启富. 腰椎间盘突出症非手术治疗综述[J]. 颈腰痛杂志, 2008, 29(5)：477-480.

[6] 胡有谷, 陈伯华, 周跃. 腰椎间盘突出症[M]. 5版. 北京：人民卫生出版社, 2023.

[7] 中华人民共和国卫生部. 中药新药临床研究指导原则：第三辑[S]. 1997：145.

[8] 李国衡. 魏指薪治伤手法与导引[M]. 上海：上海科学技术出版社, 1982.

[9] SHEAHAN P J, NELSON-WONG E J, FISCHER S L. A review of culturally adapted versions of the Oswestry Disability Index：the adaptation process, construct validity, test-retest reliability and internal consistency[J]. Disabil Rehabil, 2015, 37(25)：2367-2374.

[10] 李鲁, 王红妹, 沈毅. SF-36健康调查量表中文版的研制及其性能测试[J]. 中华预防医学杂志, 2002, 36(2)：109-113.

[11] 陈新用, 梁裕, 曹鹏, 等. 手术与非手术治疗腰椎间盘突出症远期疗效的比较评价[J]. 中国矫形外科杂志, 2012, 20(7)：606-609.

[12] 刘涛, 张昊. 伸筋活血汤治疗腰椎间盘突出症疗效观察[J]. 陕西中医, 2014, 35(11)：1533-1534.

[13] 刘涛, 李飞跃, 张昊. 魏氏伤科经验方伸筋活血合剂治疗腰椎间盘突出症临床研究[J]. 四川中医, 2014(11)：59-61.

[14] GOLDMAN N, CHEN M, FUJITA T, et al. Adenosine A1 receptors mediate local anti-nociceptive effects of acupuncture[J]. Nat Neurosci, 2010, 13(7)：883-888.

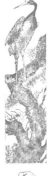

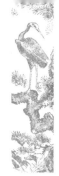

第三节　魏氏伤科手法联合蒸敷方治疗腰椎间盘突出症的回顾性研究

魏氏伤科是著名的中国骨伤学术流派之一,其独特的魏氏伤科手法及其验方蒸敷方热敷或联合运用治疗腰突症的疗效甚好,而我科对该疗法的其回顾性研究较少,为了进一步观察其疗效和推广,优化腰突症的非手术诊疗方案,进一步缩短患者住院时间,魏氏伤科研究团队收集自 2016 年 1 月至 2017 年 12 月 203 例腰椎间盘突出症住院患者信息,通过运用蒸敷方热敷联合魏氏伤科手法的治疗方法,观察其治疗效果及住院天数。现将患者的相关数据进行采集并分析如下。

一、研究对象与方法

(一)研究对象

病例来自 2016 年 1 月至 2017 年 12 月,上海交通大学医学院附属瑞金医院住院病房确诊为腰椎间盘突出症的、经过魏氏伤科手法联合蒸敷方热敷治疗的患者,共 133 例。

1.诊断标准

采用胡有谷《腰椎间盘突出症》中相关临床诊断标准。综合依据临床病史、体征和影像学检查做出腰椎间盘突出症的诊断:①腰痛、下肢痛呈典型的腰骶神经根分布区域的疼痛,常表现下肢痛重于腰痛。②存在按神经分布区域表现的肌肉萎缩、肌力减弱、感觉异常和反射改变四种神经障碍体征中的两种征象。③神经根张力试验无论直腿抬高试验或股神经牵拉试验为阳性。④影像学检查包括 X 线片、椎管造影、CT、MRI 或特殊造影等异常征象与临床表现一致。

2.纳入标准

本研究的纳入标准如下:①临床表现符合腰椎间盘突出症的临床诊断标准;②均经本院 MRI 检查得到影像学确诊;③入院前伴有不同程度的腰疼、腰部活动受限;④运用蒸敷方热敷疗法;⑤运用魏氏伤科手法治疗。

3.排除标准

凡有下例任何一条者均不纳入研究:①妊娠或哺乳期妇女;②合并心血

管、肝、肾和造血系统疾病,精神病患者;③合并严重骨质疏松患者,影像学资料显示多节段突出及合并严重椎管狭窄者。

(二)研究方法

1.治疗方法

(1)魏氏伤科手法　本研究运用的手法来自李飞跃教授整理的《魏氏伤科治疗学》,对书中治疗腰椎间盘突出症的手法进行了辨证选取。俯卧位:点揉背部;提拉腰部;点、按、揉居髎穴;点揉痛点;按抖腰部;叩推腰背。仰卧位:主要采用悬足压膝。以上各步手法按顺序及体位依次完成(二位七步手法)。由于患者的症状各有不同,在实际操作中可适当加减手法,点线面结合运用,注重整体观念。对患者腰椎的生理曲度进行调整后,有效减缓腰椎间盘对患者神经系统的压迫症状。每日1次,治疗约2周。

(2)热敷疗法　中药药物研成细末盛入一个小布袋内。放在锅内隔水蒸,后热敷于患处,如太烫可垫毛巾。早晚各1次/d,每次持续约1 h,热敷至第4天需要重新换蒸敷包。蒸敷药物组成包括全当归等。

2.疗效评定方法

(1)疼痛分级　按WHO标准口述疼痛评分(verbal rating scale,VRS)分5等级。0度为无疼痛;Ⅰ度为轻度疼痛,为间歇性,可不用药;Ⅱ度为中度疼痛,为持续性,影响休息,需用药;Ⅲ度为重度疼痛,为持续性,必须用药物;Ⅳ度为严重疼痛,为持续剧痛伴血压、脉搏等变化。0度与Ⅰ度属于无痛或轻度疼痛;Ⅱ度属中度疼痛;Ⅲ度和Ⅳ度属严重或剧烈疼痛。通过观察患者治疗前后疼痛度的情况并进行疗效评定。从新入院评估和出院评估得出疼痛等级评分。

(2)腰椎的活动度　观察在治疗前和治疗后测量腰椎前屈、后伸、左侧侧弯、右侧侧弯的活动度。对活动度情况进行疗效判定。从入院记录和出院记录获得治疗前后的活动度数据。

3.统计方法

采用SPSS 17.0软件对数据进行统计分析,等级资料(疼痛等级)进行配对秩和检验,计量资料(活动度)进行配对t检验,检验水准$\alpha=0.05$。$p<0.05$表示有统计学意义。

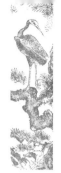

二、研究结果

(一)一般资料

纳入研究的患者共203例,男性88例,女性115例;年龄18~82岁,病程0.03(1 d)~480个月,体重44~102.5 kg,身高145~187 cm,住院天数3~16 d。如表4-8。

表4-8　腰椎间盘突出症患者一般情况

项目	年龄/岁	体重/kg	身高/cm	BMI	病程/月	住院天数/d
均值	54.26	67.51	166.67	24.21	33.94	9.99
标准差	15.43	11.19	8.54	2.96	64.40	2.29

(二)治疗前后疼痛分级情况

统计分析发现,治疗前后魏氏伤科手法联合蒸敷方治疗腰椎间盘突出症患者,疼痛情况较治疗前明显减轻,疼痛分级变化明显,差异具有统计学意义,具体见表4-9。

表4-9　治疗前后疼痛分级的情况分析(例)

阶段和统计量	0	Ⅰ度	Ⅱ度	Ⅲ度	Ⅳ度
治疗前	0	0	179	21	3
治疗后	7	195	1	0	0
z	\多列合并\ -13.433				
p	<0.05				

(三)治疗前后腰椎活动情况

统计分析发现,治疗前后魏氏伤科手法联合蒸敷方治疗腰椎间盘突出症患者,腰椎活动度较治疗前明显改善,且治疗前后差异具有统计学意义,具体见表4-10。

表4-10　治疗前后屈曲、后伸、左侧弯、右侧弯活动度($\bar{x}\pm s$)情况分析

阶段和统计量	屈曲	后伸	向左侧弯	向右侧弯
治疗前	48.28±18.19	14.44±8.16	17.93±7.25	17.71±7.03
治疗后	69.75±18.61	20.23±7.38	21.32±6.03	21.02±5.83
t	-14.762	-9.085	-7.244	-7.221
r	0.365	0.525	0.618	0.611
p	<0.05	<0.05	<0.05	<0.05

三、讨论

腰突症是骨伤科常见疾病的难治性疾病之一,其腰椎间盘突出症非手术治疗法众多,每种方法都有各自的优势和适用范围,经过优化的多种非手术疗法联合治疗已成为现今临床治疗的主流,可以起到相辅相成的协同作用,同时也被认为是提高疗效、缩短疗程的必要途径与发展趋势。

在本研究中,从表4-8只经治疗患者的住院天数平均为9.99 d,最短的治疗时间为3 d,最长16 d。从表4-9得知,疼痛等级在治疗前后有差异,且治疗后疼痛等级降低。从表4-10得知,治疗后的活动度均有提高;其中,前屈的活动度治疗后改善更明显。由此,说明通过魏氏伤科手法结合蒸敷方热敷疗法治疗突症能明显改善患者疼痛程度和活动度,且住院时间较短。其住院天数较以往我院非手术治疗腰突症的时间缩短。

我院在1997年到1999年的非手术治疗腰椎间盘突出症的平均住院天数为13.99 d,而我科在2016年到2017年用该联合治疗的方法治疗腰突症的平均住院天数为9.99 d。通过分析发现,在患者住院期间,适度加强手法频率、密度和强度,有利于缩短疗程、提高疗效。本研究手法运用为每日1次,疗程不超过2周,而有研究者运用魏氏伤科手法胶原酶溶解术结合魏氏手法治疗腰突症,其手法时隔一次,3周1个疗程;腰椎管内介入结合魏氏督脉经手法治疗,手法每周3次,6周1个疗程,疗程均较长。

在严格诊疗常规的前提下,确保医疗质量,发挥魏氏伤科手法与蒸敷方热敷联合治疗的优势和特长,在一定程度上满足患者缩短疗程的需要,这也已成为必然和趋势,同时也能获得较好的社会效益。

通过回顾性分析,我们认为采用魏氏伤科手法联合蒸敷方热敷治疗腰椎间盘突出症的疗效确切,在缓解疼痛和改善腰椎前屈活动度方面的近期疗效明显。其优点在于能缩短患者住院时间,恢复快,疗效显著。因本研究病例数不多,未进行长时间的随访,其远期效果有待进一步观察。

有研究认为,同时采用推拿手法和热敷的疗法,能够更好地治疗腰椎间盘突出症。在使用加有一些活血的中药进行热敷后,患者能消肿止痛、舒经活血,从而缓解疼痛症状改善腰椎功能;同时,还可降低炎症因子,进而达到

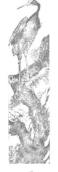

第四章 魏氏伤科特色治疗技术治疗腰椎间盘突出症的临床应用

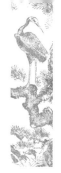

消炎止痛的效果。魏氏伤科以往研究发现,该方法联合治疗的效果优于单一手法及热敷治疗,并且其中期随访疗效确定。

蒸敷方是魏氏伤科运用40多年的常用验方,具有活血祛风、通络逐痹、止痛的作用。中药热敷的治疗方法,各家伤科学派各有所长,大多以舒经活血止痛为主,而魏氏伤科蒸敷方中加有一些芳香类药物,一是增加透皮的效果,二则因其芳香养鼻,达到颐养身心、祛秽疗疾的作用,这体现魏氏伤科对患者情志因素的重视。

魏氏伤科手法在治疗腰突症中有提拉法,该法属整骨类手法,其作用机理与斜板法相似,主要在于松解周围组织与神经根的粘连或卡压,改善与椎间盘的生物力学的平衡,达到止痛的作用。

另外,魏氏伤科手法中悬足压膝手法能改善患者的主动抬腿功能。有研究者认为该手法的机制在于促进髋关节被动运动达到最大活动范围的角度,从而间接起到对侧隐窝及突出椎间盘粘连组织的松解及对神经根牵拉的作用。近年来,腰腹联合手法在腰椎间盘突出症患者中得到了较为广泛的应用。该手法是一种新型的保守治疗方法,融合中医整体辨证治疗的理念,也是对人体脊柱、经络的平衡的重视,从而能达到标本兼治。

魏氏伤科明确提出治伤手法操作要诀应"点、面、线"结合,形成了"落点、走线、带面"特色鲜明的魏氏伤科手法,具有成套规范、对症施治、柔和、深透、平衡的特点。李飞跃教授发现,所谓运动即人体自身肌肉的收缩使躯体产生在空间上的改变。运动包括主动肌及辅助运动的肌群,在病理过程中,疼痛传变可扩延(点线规律);人体主动运动,不仅系主动肌及其相应力线上肌肉组参与,而且有被动肌群参与辅助,而副主动肌系居于主动肌两侧,这些病痛是与主动肌力线上痛点相连会形成面(线面规律);此外除主动肌群外,任何运动都需要固定肌参与,也波及面,同时运动尚有与主动肌相对抗的肌肉"拮抗肌"参与,拮抗肌分布在肢体的对侧面,当其拉伤时,其症状会出现在肢体对侧,使痹痛主体方向发展(面体规律)。发现"点、线、面、体"的规律,针对点、线、面、体进行相应的手法操作。中医治疗疾病注重整体观念,魏氏伤科治疗腰椎间盘突出症的手法程序合理、操作流畅,是局部与整体结合的原则在手法操作中的具体体现。

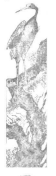

综上所述,我们认为采用魏氏伤科手法联合蒸敷方热敷治疗腰椎间盘突出症的疗效确切,近期疗效显著,明显缩短患者住院时间。魏氏伤科手法联合蒸敷方热敷治疗腰突症疗效确切,其治疗方法和手法相应的基础理论值得继承并发扬。

就研究本身而言,还存在一些不足:调查研究腰椎间盘突出症患者的样本量较少;疼痛分级及活动度的测量值因测量者的不同而不同;疼痛正常阈值及活动度正常范围因人的体征、年龄、性别等因素而异;对疼痛程度及功能的评价没有统一的标准。国内仍缺乏一种具有良好信度、效度和灵敏度,同时适用于患者和医生、简洁实用的疗效评价方法。在今后的临床研究中,是否可考虑加入腹部手法以改善如后伸等活动功能,增强临床效果。腰椎间盘突出症大多发病于中老年患者,其中有不少的患者因自身身体原因无法口服相关的治疗药物,影响临床治疗,而中医治伤手法联合中药外敷为其提供了更好的治疗手段。在今后的临床与研究工作中,开展大样本多中心研究、并排除非同一条件下的临床试验研究,延长随访时间,为以后远期效果的进一步观察提供了研究方向。

参考文献

[1] 周谋望,岳寿伟,何成奇,等."腰椎间盘突出症的康复治疗"中国专家共识[J].中国康复医学杂志,2017,32(2):129-135.

[2] 贾龙,张华.手法结合其他中医疗法治疗腰椎间盘突出症的研究进展[J].中国中医骨伤科杂志,2016,24(10):75-78.

[3] 薛广,马秉楠,徐英,等.威灵独活汤循膀胱经中药熏蒸治疗血瘀型腰椎间盘突出症的临床效果[J].中国医药,2015,10(7):1009-1011.

[4] 刘彦璐,林耐球,李绍旦,等.正骨手法结合中药外敷治疗腰椎间盘突出症[J].中医正骨,2015,27(2):26-27,30.

[5] 胡劲松,奚小冰,万世元,等.魏氏传统手法及蒸敷方治疗腰椎间盘突出症的临床观察[J].中国中医骨伤科杂志,2015,23(9):8-11.

[6] 罗仕华,李中伟,谢贤斐,等.魏氏督脉经手法治疗腰椎间盘突出症临床研究[J].上海中医药杂志,2013,47(5):64-66.

[7] 胡有谷.腰椎间盘突出症[M].4版.北京:人民卫生出版社,2011.

[8] 李飞跃.魏氏伤科治疗学:治伤手法、导引疗法及用药[M].上海:上海科学技术出

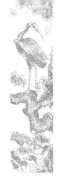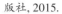

版社, 2015.

[9]DESCHAMPS M, BAND P R, COLDMAN A J. Assessment of adult cancer pain：short-comings of current methods[J]. Pain, 1988, 32(2)：133-139.

[10] 杨锋, 李引刚, 窦群立. 腰椎间盘突出症疼痛程度与影像学区域定位的相关分析[J]. 中国中医骨伤科杂志, 2010, 18(1)：26-28.

[11] 黄仕荣, 石印玉, 詹红生. 腰椎间盘突出症非手术治疗规范化的思考与建议[J]. 中国骨伤, 2008, 21(1)：23-24.

[12] 张旦琪, 袁克俭, 俞卓伟, 等. 瑞金医院1997—1999年部分病种住院费用及医疗质量评价[J]. 中国医院管理, 2002, 22(6)：32-34.

[13] 周承扬. 胶原酶溶解术结合魏氏手法治疗腰椎间盘突出症[J]. 上海中医药杂志, 2001, 35(12)：32-33.

[14] 李辉, 刘涛. 腰椎管内介入结合魏氏督脉经手法治疗腰椎间盘突出症75例[J]. 中国中医骨伤科杂志, 2008, 16(8)：46-47.

[15] 叶壮益. 手法加热敷治疗巨大型腰椎间盘突出症疗效研究[J]. 中国医学创新, 2013, 10(25)：29-30.

[16] 郝龙, 田雪, 高东梅. 中药熏蒸推拿在腰椎间盘突出症中的临床应用[J]. 陕西中医, 2017, 38(3)：340-342.

[17] 王强, 孙波. 整骨类手法治疗腰椎间盘突出症研究概况[J]. 按摩与康复医学, 2014(11)：25-27.

[18] 薛彬, 李飞跃, 王玮, 等. 魏氏伤科"悬足压膝"手法的运动学规律和机制研究[J]. 中国中医骨伤科杂志, 2016, 24(10)：5-8.

[19] 范新星, 陈成东. 腰腹联合手法在腰椎间盘突出症患者中的临床效果观察[J]. 中国医刊, 2017, 52(4)：55-57.

[20] 奚小冰. 李飞跃治伤经验初探[J]. 上海中医药杂志, 2014, 48(6)：16-17.

[21] 程继伟, 王洪伟, 郑文杰, 等. 慢性下腰痛疗效评价方法的应用现状[J]. 中国修复重建外科杂志, 2014, 28(1)：119-122.

第四节　魏氏伤科特色导引治疗腰椎间盘突出症的临床前瞻性研究

魏氏伤科是我国著名的中医骨伤科流派, 治疗腰椎间盘突出症注重通过导引锻炼恢复筋骨平衡, 前期临床观察提示：魏氏伤科特色导引治疗腰椎间盘突出症安全有效, 具有较高的实用性和推广价值, 但尚缺乏科学规范的疗效评估研究。为此,本项目拟开展魏氏伤科特色导引锻炼改善腰椎间盘突出症患者筋骨失衡的临床效应研究,以期为广大患者提供简单有效居家康复治疗方案。

一、国内外研究的现状

中医导引疗法是在中医理论指导下,通过特定的功法动作及呼吸吐纳运动以达到防病、治病目的的一种自我疗法。我国古代就有"导引术"的记载,《黄帝内经素问·异法方宜论》有云:"中央者,其地平以湿……病多痿厥寒热,治宜导引按跷。"这表明古人早就认识到通过形体锻炼以防治疾病。现代研究表明,导引功法对运动系统、心血管系统、神经系统、呼吸系统及免疫系统均有一定的益处。《杂病源流犀烛·筋骨皮肉毛发病源流》记有:"所以屈伸行动,皆筋为之。"《风痨臌膈四大证治》言:"筋者,周布四肢百节,联络而束缚之。"说明筋能够附于骨而聚于关节,对骨节肌肉具有连接作用,能够加强关节的稳定性。"骨为干,脉为营,筋为刚,肉为墙"(《灵枢·经脉》),"筋骨平衡"对维持人体的运动功能有着至关重要的作用。首先,"筋束骨而利关节"筋的柔和是保障全身关节运动的前提,"筋也者,所以束节络骨,为一身之关纽,利全体之运动者也"(《杂病源流犀烛》)。骨靠筋的收缩完成运动,筋依骨的承载已达柔和,因此"筋骨平衡"是人体肌肉骨骼系统的灵魂,主导着人体的运动。筋、骨同属中医五体,是人体力学平衡的核心要素,在结构上相互依存,在功能上相互协调。中医学的"筋"包含中医五体中的筋、脉、皮、肉,相当于现代医学中肌肉、韧带、筋膜、软骨及神经等组织,主要起到维持筋骨;"骨"包含骨和关节,主要起到支撑躯体和提供筋的附着点作用。现代生物力学认为,椎体、椎间盘、韧带等构成的内在稳定与椎旁肌肉和神经维系的外在稳定共同作用于脊柱的整体稳定性。

现代医学研究认为生物力学失衡是导致椎间盘突出的重要原因之一,并被广泛研究。人体脊柱被称为生物力学的杰作,通过独特的骨骼与特定的排列使脊柱在矢状面上呈优美的"S形"。现代研究认为,脊柱的形态会对其运动学与生物力学方面产生影响,脊柱矢状面较冠状面具有更大的活动范围,能更好反映人体脊柱生物力学平衡情况,矢状位参数对脊柱疾病的发

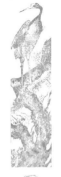

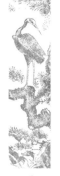

生、发展、转归和预后均存在重要意义。人体为了维持"正常"的生理曲度，其中腰椎曲度非常重要，但由于腰椎生物力学与运动学特点使其更容易发生退行性改变。回顾文献可知，腰椎曲度与局部节段活动度、退行性变、健康相关生活质量之间存在密切关系。恢复理想的腰椎曲度也是临床治疗腰突症须慎重考虑的问题，治疗后腰椎曲度恢复不足导致预后不理想也常常被分析报道。骨盆作为脊柱与下肢连接的重要桥梁，同样是维持姿势和平衡的重要基本结构。据文献报道，骨盆形态同时影响脊柱曲度和脊柱-骨盆矢状位参数，同时骨盆的形态决定了大部分腰椎曲度。因此，脊柱-骨盆矢状位参数是反应脊柱生理曲度、反映脊柱平衡和生物力学改变的重要指标之一，可准确反映脊柱-骨盆矢状位形态特点，越来越受到骨科医生的重视。目前，常用到的脊柱-骨盆失状位平衡参数包括骨盆入射角(pelvic incidence，PI)、骨盆倾斜角(pelvic tilt，PT)、骶骨倾斜角(sacral slope，SS)、腰椎前凸角(lumbar lordosis，LL)、胸椎后凸角(thoracic kyphosis，TK)、矢状面垂直轴(sagittal vertical axis，SVA)等。有研究认为，脊柱-骨盆矢状位参数在腰椎间盘突出症患者病理变化及损伤代偿机制中发挥着非常重要的作用，腰椎椎体相对位移变化引起的局部矢状面异常会对整个脊柱骨盆的形态产生影响。既往研究多以单纯讨论腰椎生理曲度矫正与术后腰痛的相关性为主，而对治疗前后腰突症患者脊柱-骨盆矢状位参数相关性研究尚属空白。EOS全身骨骼三维建模成像技术是近年来逐渐应用的影像新技术，可提供患者负重状态下功能位的低剂量三维立体成像，同时可提供高精度的2D和3D测量，图像无拼接和放大失真，可准确测量治疗脊柱-骨盆矢状位参数变化情况，可更好地可视化脊柱、髋关节之间的代偿机制，可为诊疗方案优化及临床疗效评估提供科学依据。

魏氏伤科认为腰椎间盘突出症病机主要为慢性劳损、跌扑闪挫、外感风寒湿邪导致气血失调、筋骨失衡，因此治疗注重恢复气血调和、筋骨平衡。导引疗法是魏氏伤科特色诊疗技术，腰部导引锻炼主张以脊柱为中心，带动躯体及四肢的运动，采用撑弓导引""蹬足错胯导引""屈伸腿导引"改善脊柱排序增强腰椎内源稳定性，同时又可锻炼腰部核心肌群增强腰椎的外源稳定性，进而起到治疗腰痛的目的。然而，针对中医导引疗法治疗腰突症的临床疗效评价，国内外学者多聚焦于临床功能量表以及疼痛量表的主观化评估,而对中医导引疗法改善腰椎间盘突出症筋骨失衡临床效应尚缺乏客观性研究。

故此,在此次研究中,我们利用常规VAS量表来评价魏氏伤科特色导引对腰椎间盘突出症疼痛减轻情况,用ODI指数来评价患者功能障碍改善情况,采用EOS影像技术及OE-220软组织硬度测定仪/压痛仪(日本伊藤超短波株式会社)客观评估腰椎间盘突出症患者筋骨平衡恢复情况,为制定简单有效居家康复治疗方案提供客观依据。

二、研究方法

(一)研究设计

本课题主要研究为前瞻性随机对照研究,确定入组后均予以魏氏伤科二步七法手法治疗,其中治疗组结合魏氏伤科特色导引治疗,评价魏氏伤科特色导引改善腰突症患者筋骨功能疗效。

1.诊断标准

参照中华医学会《临床诊疗指南·骨科分册》(人民卫生出版社,2009)诊断标准:腰痛,伴下肢放射痛,可放射至小腿或足部;直腿抬高试验或加强试验阳性;下肢受累神经支配区出现感觉过敏/迟钝,病程长者可出现肌肉萎缩;𧿹肌力减退,膝/跟腱反射改变;CT或MRI提示椎间盘突出。

2.纳入标准

本研究的纳入标准如下:①符合腰突症诊断标准;②年龄18~50周岁;③反复腰痛半年以内;④VAS评分小于等于6分;⑤目前未接受其他任何治疗方案,自愿参加本研究并签署知情同意书者。

3.排除标准

本研究的排除标准如下:①不符合上述诊断标准和纳入标准者;②患有脊柱先天性畸形、脊柱骨折、脱位、脊柱结核、脊柱肿瘤、脊髓肿瘤、骨质疏松等脊柱骨质病变;③患有肾结石等可致腰痛的内脏疾病者;④处于妊娠期及哺乳期的妇女;⑤合并有心血管、脑血管、肝、肾等严重原发性疾病,及精神病患者;⑥局部外伤处于急性期或局部皮肤破损者;⑦不能按规定时间参与试验者;⑧研究者认为不宜参加试验者。

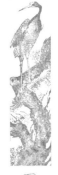

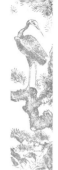

4.退出(脱落)标准

因以下原因未完成临床方案的纳入病例应视为脱落:①评估过程中病人自行退出;②因较差依从性、出现夹杂症、不良事件等原因退出的病例。

脱落的病例应详细记录原因,并采用适当的统计方法(如意向性分析)将其相关数据纳入最终统计分析中,相关病例观察表应保留备查。

5.研究分组及样本量计算

本研究为RCT研究,研究者用计算机进行随机化分配,确定入组后均予以魏氏伤科二步七法手法治疗,其中治疗组结合魏氏导引治疗。手法:每周2次。治疗时间:每次 15 min。导引:撑弓导引、蹬足错胯导引、屈伸腿导引,每日 2次,每次 15~20 min,4周为1个疗程。

确定样本量大小:本研究作有效性设计样本量估算,假定对照组有效率为70%,估计试验组的有效率可能95%,研究者认为实验组疗效至少要优于对照组5%才有临床意义。采用均等(1∶1)有效性设计方案,设 $\alpha=0.025$(单侧),$\beta=0.20$(单侧),$\Delta=5\%$,估计样本量 n。根据临床试验研究的设计,结合主要疗效结局指标,采用如下公式进行样本量估算:

$$n=\frac{\pi_t \times (1-\pi_t)+\pi_c \times (1-\pi_c)}{(\pi_t-\pi_c-\Delta)^2} \times (\mu_{\alpha/2}+\mu_{\mu\beta})^2$$

根据上述计算,每组需要50例,考虑20%脱落率,每组需招募60例,两组共计120例。

(二)干预方法

对照组采用手法——魏氏二步七法;治疗组采用手法魏氏二步七法后加魏氏导引。手法:每周2次,每次 15 min。导引:撑弓导引、蹬足错胯导引、屈伸腿导引,每日2次,每次每个动作15~20下,4周为1个疗程。

魏氏伤科二步七法的操作步骤如下:

(1)第一步手法　患者俯卧位,手法操作者依次按照背部点揉、腰部提拉、弹拨按揉、提腿点揉、按抖腰部、叩推腰背开展手法治疗,以上手法完毕后作为1节,连作3节。

(2)第二步手法　患者取仰卧位,手法操作者主要进行"悬足压膝"手法,由低到高,逐渐加重,一般要求10次左右。以上俯卧、仰卧两个体位,共七步手法,全部手法完毕后作为1次手法治疗。

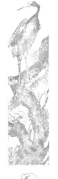

每周治疗3次,每次治疗15~20 min,共治疗4周。

(三)研究结局指标

1.主要评价指标(干预前后各观察、评估一次)有效性评价

有效性评价标准:疗效判定标准参照国家中医药管理局发布《中医病证诊断疗效标准》中腰椎间盘突出症之疗效标准进行评定,结合治疗前后相关量表等临床疗效评价指标的变化情况,综合疗效评价是以症状记分、病期加权或主要评价观察指标的总积分计算出疗效率,分4级判定。计算方法参照《中药新药临床研究指导原则》,干预前后主要结局指标症状量表积分改善率计算方法(尼莫地平法):积分改善率=[(治疗前评分−治疗后评分)/治疗前评分]×100%。临床痊愈:症状积分改善率≥95%。显效:症状积分改善率≥70%,<95%。有效:症状积分改善率≥30%,<70%。无效:症状积分改善率<30%。

总有效率=(治愈例+显效例+有效例)/本组总病例。

2.次要评价指标(干预前后各观察、评估一次)

肌肉组织状态评估、压痛点评估、VAS疼痛量表、JOA功能评价、ODI功能障碍指数评分调查。

1)肌肉组织状态评估

(1)检测设备 肌肉状况快速测定系统(日本伊藤超短波株式会社,OE-220)。竖脊肌状态评估方案:①患者俯卧,手放松放在身体两侧;检查者站其一侧;触诊手放在两侧竖脊肌外侧缘;②令患者微微抬起上身,垂直肌纤维方向触摸竖脊肌的紧张收缩程度并双侧对比;③整个竖脊肌位置确定后令患者放松,触诊其基础张力。

(2)检测点标定 竖脊肌:双髂后上嵴连线标定腰4-5椎间隙。向上及向下标定腰3-4及腰5-骶1间隙。平对间隙旁开1.5 cm处标定竖脊肌测定点。每侧各3个。

测量评估节点为治疗前及治疗1个疗程后。

2)压痛点评估

采用肌肉状况快速测定系统(日本伊藤超短波株式会社,OE-220),在压痛点部位进行测试。检测与记录程序:①按Power键打开电源,系统自

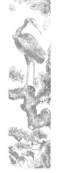

检；②按 Unit 键选择单位：磅、公斤、牛；③在需要测量的肌肉表面垂直、缓慢按压，当患者感觉到疼痛，患者立即按下遥控开关，系统可以记录下测试数据；④如果测量数据准确，按 Record 记录。如果测试过程中存在位置、按压不准确等问题，可以按 Reset 取消上一次测试数据；⑤如无误，开始第二次测试，步骤与第一次测试相同；⑥完成3次测量后，按 Record 显示3次测试平均值，该平均值代表了当前部位肌肉疼痛阈值。

测量评估节点为治疗前及治疗1个疗程后。

3）视觉模拟评分法（Visual analogue scale/score，VAS）

视觉模拟评分法（VAS）属单维度疼痛强度评估量表，单维度疼痛强度评估量表是对患者的疼痛强度单方面进行评估，是临床上最常用的疼痛评估量表类型。通过数字、文字、图像等形式使患者可以将主观疼痛感受客观地表达出来，具有简单易行、评估快速等特点。

4）Oswestry 功能障碍指数量表（ODI）

采用 Oswestry 功能障碍指数量表评定腰突症患者功能障碍情况，评估内容包括疼痛、单项功能和个人综合功能3个方面10项内容。

3.安全性及其他评价

主要不良反应，包括医疗医技不良事件（导引动作操作不当引起局部疼痛加重）。措施：严格按照操作流程，规范化操作，及时和入组病人联系，及时记录及随访。随访时详细了解病人情况，详细体检及记录问卷调查。详细记录局部症状、发生时间、医生对于严重性的评估于 CRF 表。立即向项目负责人报告任何不良事件，无论是否与研究干预有关。

（四）统计分析

1.一般资料

符合正态分布采用均数±标准差（$\bar{x}\pm s$）表示；计量资料不符合正态分布采用中位数（四分位数间距）表示；计数资料用 x^2 检验，计量资料采用 t 检验。计数资料采用率或构成比表示，采用 Kolmogorov-Smirnov 检验是否符合正态分布，采用 Levene 检验方差齐性。符合正态分布与方差齐性，治疗前后差异采用配对样本 t 检验，不符合正态分布与方差齐性的治疗前后计量资料比较采用非参数 Mann-Whitney U 检验。检验水准 $\alpha=0.05$，$p<0.05$ 为差异有统计

学意义。

2.主要及次要研究终点分析

（1）主要终点　治疗前后患者腰部症状有效率,差异采用两样本率的优效性检验。

（2）次要终点　软组织硬度、疼痛阈值的测定、VAS评分、ODI评分的分析组内比较采用配对样本t检验,各组间比较采用Levene检验方差齐性。

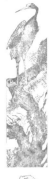

参考文献

[1] 焦建凯,龙劲峰.肢体导引功法对脑卒中患者日常生活活动能力的作用[A].中华中医药学会推拿分会.中华中医药学会推拿分会第十四次推拿学术交流会论文汇编[C].中华中医药学会推拿分会:中华中医药学会,2013.

[2] 井兰香,黄灵燕,王亚薇,等.易筋经练习对中老年下肢动力学及肌肉贡献度的影响[J].山东体育学院学报,2019,35(2):82-89,102.

[3] 石晓明,蒋戈利,刘文红,等.八段锦对冠心病患者心脏康复过程心肺功能的影响[J].解放军医药杂志,2017,29(2):24-27.

[4] 潘华山.八段锦运动负荷对老年人心肺功能影响的研究[J].新中医,2008,40(1):55-57.

[5] 齐风猛.练习健身气功·马王堆导引术对中枢神经系统的影响研究[D].上海:上海体育学院,2011.

[6] 吴艳,杨建全.八段锦联合中药治疗对慢性阻塞性肺疾病呼吸功能的影响[J].中国老年学杂志,2019,39(2):326-329.

[7] 石燕.八段锦健身气功锻炼对肺结核患者肺功能及并发症的预防研究[J].中国预防医学杂志,2019,20(9):799-802.

[8] 梁利苹.多种传统保健体育项目对中老年人心理情绪及免疫功能的影响[J].中国老年学杂志,2018,38(2):418-420.

[9] 薛彬,刘涛,奚小冰,等.魏氏二步七法手法对腰椎间盘突出症患者脊柱-骨盆三维影像学参数的影响[J].中医杂志,2023,64(4):365-369.

[10] 曹奔,郭光昕,朱清广,等.导引功法防治腰椎间盘突出症研究进展[J].世界中医药,2021,16(10):1633-1637.

[11] AMIN R M, ANDRADE N S, NEUMAN B J. Lumbar Disc Herniation[J]. Curr Rev Musculoskelet Med, 2017, 10(4):507-516.

[12] XU W, LI G W, CHEN C, et al. Correlations between the sagittal plane parameters of

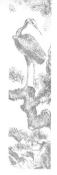

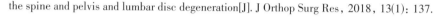

the spine and pelvis and lumbar disc degeneration[J]. J Orthop Surg Res, 2018, 13(1): 137.

[13] CHUN S, LIM C, KIM K, et al. The relationships between low back pain and lumbar lordosis: a systematic review and meta-analysis[J]. Spine J, 2017, 17(8):1180-1191.

[14] SCHWAB F J, BLONDEL B, BESS S, et al. Radiographical spinopelvic parameters and disability in the setting of adult spinal deformity: a prospective multicenter analysis[J]. Spine (Phila Pa 1976), 2013, 38(13):E803-E812.

[15] SCHWAB F, LAFAGE V, PATEL A, et al. Sagittal plane considerations and the pelvis in the adult patient. Spine (Phila Pa 1976), 2009, 34(17):1828-1833.

[16] LEGAYE J, DUVAL-BEAUPÈRE G, Hecquet J, et al. Pelvic incidence: a fundamental pelvic parameter for three-dimensional regulation of spinal sagittal curves[J]. Eur Spine J, 1998, 7(2):99-103.

[17] 张成,马超,陈涛.退变性腰椎滑脱与脊柱-骨盆矢状位参数的相关性研究[J].徐州医科大学学报,2021,41(1):35-38.

[18] SEBAALY A, GROBOST P, MALLAM L, et al. Description of the sagittal alignment of the degenerative human spine[J]. Eur Spine J, 2018, 27(2):489-496.

[19] LIN G X, AKBARY K, KOTHEERANURAK V, et al. Clinical and radiologic outcomes of direct versus indirect decompression with lumbar interbody fusion: A matched-pair comparison analysis[J]. World Neurosurg, 2018, 119:e898-e909.

[20] Lee W, Park J, Kim K H, et al. Minimally invasive transforaminal lumbar interbody fusion in multilevel: Comparison with conventional transforaminal interbody fusion[J]. World Neurosurgery, 2016, 85:236-243.

[21] GARG B, MEHTA N, BANSAL T, et al. EOS imaging: Concept and current applications in spinal disorders[J]. J Clin Orthop Trauma, 2020, 11(5): 786-793.

[22] GUENOUN B, ZADEGAN F, AIM F, et al. Reliability of a new method for lower-extremity measurements based on stereoradiographic three-dimensional reconstruction[J]. Orthop Traumatol Surg Res, 2012, 98(5):506-513.

第五章

魏氏伤科特色诊疗技术——手法治疗
腰椎间盘突出症机制探索

第一节 魏氏伤科特色手法治疗腰椎间盘突出症的在体运动学研究

腰椎间盘突出症主要是由于椎间盘各部分病变,纤维环破裂,髓核组织挤压相邻脊神经根,最终导致腰腿部疼痛等一系列临床症状,是骨伤科的常见病和多发病,应根据具体病情具体选择手术治疗或者非手术治疗。中医手法是非手术治疗中最常用的治疗方法,其作用越来越引起人们的重视。有临床研究表明,中医手法治疗腰椎间盘突出症的有效率可达到96.99%。

然而中医手法作为一门经验学科,缺乏规范和量化,存在误用或操作不当而引起的风险,为研究手法的作用效果和作用机理,医学界已展开了多种形式的探索。胡劲松等通过疼痛视觉直观模拟量表(VAS评分)及Oswestry功能障碍指数问卷表(ODI)等观察指标来评定临床疗效。莫海燕等、李庆兵等通过建立仿真三维模型进行有限元分析研究手法作用下脊柱的受力情况。刘强在离体腰椎施加循环载荷模拟椎间盘病理状态并进行扳法模拟以阐释手法的作用机制。周楠应用多关节等速测试系统和表面肌电图仪测试接受手法治疗的患者在治疗腰背伸肌群生物力学特性变化情况。

然而,针对手法作用的运动学规律和机制尚没有深入研究。现有的运动学分析仅着眼于施术者的部分肢体动作分析或者局限于患者腰椎的表面位移,没有考虑到人体作为一个整体,其运动链以及肌肉链在手法过程中的重要作用。为此,现选取上海交通大学附属瑞金医院魏氏伤科手法深入研究手法治疗腰椎间盘突出症时的运动学规律,通过三维运动捕捉系统采集研究魏氏手法中具有独特疗效和特点的"悬足压膝"和"腰部斜扳"经典动作作用时的受试者的运动学数据,建立人体三维运动模型,处理得到关节运动情况并分析运动学机理,为中医手法的规范化和量化提供理论依据。

一、研究对象和方法

(一)研究对象

选取10名健康的男性,受试者的平均年龄为23.8岁(SD=1.0328),平均身高为175.1 cm(SD=8.72),平均体重为67.18 kg(SD=10.39)。所有受试者均无脊椎病史,或者任何下肢神经病痛等情况。受试者在接受实验前被告知所有的实验内容并签署了知情同意书。

（二）研究方法

1.三维运动捕捉

本次实验采用英国VICON公司生产的VICON T40 (Vicon Motion Systems Ltd., Oxford, GBR)三维运动捕捉系统采集受试者在被动接受手法时的运动学数据，共使用16个400万像素的红外摄像头（采样频率200 Hz），一套荧光反射标记追踪球共45个。追踪球布置基于VICON的plug-in gait模型，同时基于刚体补偿原则，在每个人体节段布置刚体块，补偿运动过程中不易被捕捉的骨性标记点的运动数据。为使追踪球尽可能贴合人体并且减少衣物摩擦移动产生的误差，受试者仅穿七分泳裤。同时针对"悬足压膝"和"腰部斜扳"两个手法动作，分别采取两套标记点布置。

测量前受试者被要求自然站立采集静态位置的追踪球数据，测量时受试者仰卧[悬足压膝时，如图5-1（a）]或俯卧[腰部斜扳时，如图5-1（b）]时，去除会产生遮挡位置的骨性标记点的追踪球，其数据由采集的静态数据通过刚体补偿计算得到。

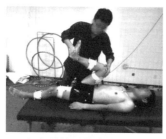
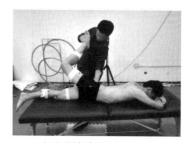

（a）悬足压膝（FHKB）　　　（b）腰部斜扳（WOP）

图5-1　VICON追踪点布置及其实验过程

2.施加临床手法

悬足压膝：受试者仰卧于床上。医师一手握住受试者单边足底部，一手放置在靠近医师身体侧的受试者膝部，抬起小腿，由小腿屈曲带动大腿前屈，直至到达极限位置，再拉动小腿与大腿成水平伸直。单次动作压膝5次，每次由低到高，压膝力度渐次加重。先采集右腿动作，再采集左腿动作。每个动作共重复采集5次有效数据。

腰部斜扳：受试者仰卧于床上。医师左手向下按压住受试者腰椎，右手握住受试者踝关节上部,带动小腿与大腿向医师侧斜拉,而后在过伸的位置上,用力猛拉一下,以能够听到腰部有响声为度。先采集右腿动作,再采集左腿动作。每个动作共重复采集5次有效数据。

3.建立人体运动骨骼模型

采集的运动学数据经过 Vicon Nexus 2.0 (Vicon Motion Systems Ltd., Oxford, GBR)软件处理以 C3D 文件的格式输出。通过 Visual 3D 软件(C-Motion Inc., Germantown, MD, USA)建立人体骨骼模型并载入采集运动数据进行模型驱动,人体下肢模型共包括骨盆、右大腿、左大腿、右小腿、左小腿、右足、左足这7个节段,根据各个节段计算下肢的髋关节、膝关节和踝关节的相对旋转角度。各关节复合的关节运动角度分别分解在其对应的冠状面、矢状面和水平面上,相对于局部坐标系的 X、Y、Z 轴分别对应髋关节、膝关节和踝关节的屈曲/伸展、外展/内收、轴向旋转运动。

4.数据处理及统计分析

每个受试者的同一动作路径经过归一化后由 Visual 3D 软件以 ASCII 的格式导入到 Origin 软件(OriginLab Corporation, Hampton, USA)进行数据处理并画图。通过使用 SAS 9.4 软件统计分析各运动数据的均值和标准差,并且使用t配对检验各受试者下肢右侧和左侧的运动学数据有无差异。其中,$p<0.05$ 为差异有统计学意义;$p<0.01$ 为差异有显著统计学意义;$p>0.05$ 为差异无统计学意义。

二、结果

悬足压膝过程中三维下肢各关节运动角度见表5-1,其拟合角度平均轨迹曲线及其标准差偏离曲线(由平均值加减正负标准差得到)见图5-2。腰部斜扳对应见表5-2及图5-3。

表5-1　悬足压膝过程中各关节平均运动范围

运动关节	运动侧	运动范围/(°)($\bar{x}\pm s$)		
		屈曲/伸展	外展/内收	轴向旋转
髋关节	右	137.333±10.350	16.693±5.193	21.865±7.44
	左	135.004±10.328	16.92±4.083	30.446±9.167

表5-1（续表）

运动关节	运动侧	运动范围/(°)($\bar{x}\pm s$)		
		屈曲/伸展	外展/内收	轴向旋转
膝关节	右	153.028±5.677	18.498±6.754	35.274±9.749
	左	154.421±7.654	22.107±7.499	39.051±13.44
踝关节	右	53.448±10.427	22.205±6.83	12.616±3.255[+]
	左	58.495±8.09	20.347±2.922	6.773±2.276[+]

注:+表示左右两侧有统计学差异($p<0.05$)。

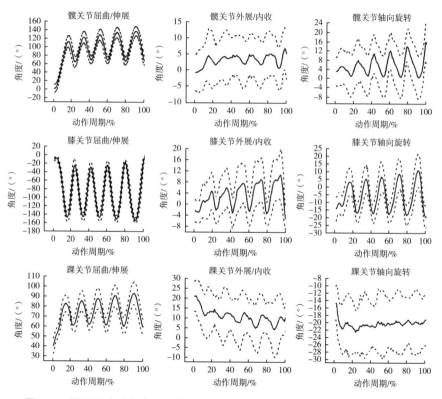

图5-2　悬足压膝过程中各关节平均运动曲线(实线)及标准差偏离曲线(虚线)

表5-2　腰部斜扳过程中各关节平均运动范围

运动关节	运动侧	运动范围/(°)($\bar{x}\pm s$)		
		屈曲/伸展	外展/内收	轴向旋转
髋关节	右	30.86±4.871[+]	6.596±2.607	15.353±4.874
	左	22.992±5.786[+]	5.99±2.146	13.192±5.595

表5-2（续表）

运动关节	运动侧	运动范围/(°)($\bar{x}\pm s$)		
		屈曲/伸展	外展/内收	轴向旋转
膝关节	右	72.153±16.495[+]	10.68±3.28	9.856±4.671
	左	63.144±18.454[+]	10.723±3.588	11.111±4.528
踝关节	右	4.528±3.417	15.455±3.891	4.976±1.745[+]
	左	8.167±4.909	9.106±3.691	2.003±0.744[+]

注:+表示左右两侧有统计学差异($p<0.05$)。

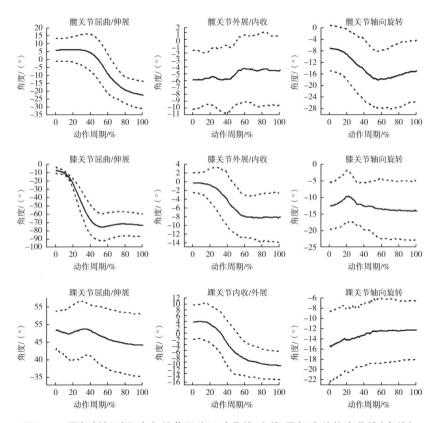

图5-3　腰部斜扳过程中各关节平均运动曲线(实线)及标准差偏离曲线(虚线)

实际在悬足压膝过程中,受试者因为平躺仰卧于床上,故髋关节的屈曲/伸展运动实际上只发生屈曲运动。而在腰部斜扳过程中,受试者因为俯卧于床上,故髋关节的屈曲/伸展运动实际上只发生伸展运动。此处统一将绕冠状面轴线的运动记为屈曲/伸展运动,其他类同。

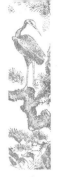

由表格数据（表5-1、表5-2）和曲线图（图5-2、图5-3）可看出，髋关节、膝关节和踝关节屈曲/伸展的运动范围要比其余两个平面的运动都要大，并且其标准差相对于各关节运动范围的偏离程度要明显小于另外对应的外展/内收和轴向旋转运动的标准差偏离程度。

对于各受试者下肢左右两侧运动做差异性比较发现，在悬足压膝过程中，踝关节的轴向旋转运动具有统计学差异（$p<0.000\,7$），右侧为（12.616 ± 3.255）°，左侧为（6.773 ± 2.276）°，右侧普遍大于左侧。其余各关节的左右两侧的运动范围均没有统计学差异。在腰部斜扳过程中，髋关节的屈曲/伸展运动（$p<0.003\,6$）、膝关节的屈曲/伸展运动（$p<0.011\,9$）和踝关节的轴向旋转运动具有统计学差异（$p<0.000\,7$），均为右侧运动范围普遍大于左侧运动范围。其中，髋关节的屈曲/伸展运动右侧为（30.86 ± 4.871）°，左侧为（22.992 ± 5.786）°；膝关节的屈曲/伸展运动右侧为（72.153 ± 16.495）°，左侧为（63.144 ± 18.453）°；踝关节的轴向旋转运动右侧为（4.976 ± 1.745）°，左侧为（2.002 ± 0.744）°。其余各关节的左右两侧的运动范围均没有统计学差异。

由轨迹曲线可看出，在悬足压膝过程中，髋关节的屈曲/伸展角度的波峰（极大值）、波谷（极小值）位置与膝关节的屈曲/伸展角度的波谷、波峰位置具有一致性。在腰部斜扳过程中，髋关节的屈曲/伸展角度的曲线也与膝关节的屈曲/伸展角度的曲线走向一致。

三、讨论

手法作用的机制是通过直接或间接作用于脊椎及其周围软组织的运动学及力学的动态变化产生治疗作用。其生物力学作用具体体现在：调整脊椎的动力学平衡和静力学平衡；调整椎间盘黏弹性与应力分布；调整髓核内压力分布。魏氏伤科手法在治疗颈腰椎疾患上具有自身独特的治疗特色和手法，已被多次论证其治疗腰椎间盘突出症的良好的临床效果，它的核心是通过恢复脊柱的生物力学平衡来调整神经根和突出物的关系。本次研究所涉及的悬足压膝动作起到牵拉神经根、松懈侧隐窝及被压迫的椎间盘的粘连的作用。而腰部斜板动作，作为被认为是中医手法治疗腰椎间盘突出症中最为重要的动作之一，也已被广泛论证其作用于患者时产生的应力和结构变化。

　　悬足压膝和腰部斜扳的操作过程均由医师带动踝关节、膝关节进而最终带动髋关节这一下肢运动链产生系列被动运动。对悬足压膝所得髋关节运动学数据进行分析,同时结合解剖学知识知,髋关节的屈曲运动可调动与脊椎相关的髂腰肌及周围韧带和软组织活动,可认为髋关节屈曲运动起到悬足压膝动作的首要作用。对于人体髋关节,其主动屈曲的运动范围小于被动屈曲,而膝关节处于屈曲位置时髋关节的屈曲幅度明显大于膝关节处于伸展位置时。膝关节屈曲位置时,髋关节主动屈曲约120°,被动屈曲可达145°。这与本次采集的悬足压膝动作在最大程度屈曲膝盖情况下正常人髋关节屈曲为(137.333±10.35)°(右侧)相一致,同时也相应说明悬足压膝动作通过压膝、压髋可使髋关节达到人体最大运动范围。所以可认为悬足压膝的运动学作用机理主要在于髋关节的屈曲运动。腰部斜扳运动则是髋关节伸展内收兼具轴向旋转运动的复合运动。髋关节主动伸展运动范围小于被动伸展运动,而膝关节处于伸展位置时的髋关节的伸展范围大于膝关节屈曲时的幅度。膝关节伸展位置时,髋关节主动伸展约20°,被动伸展可达30°。这也与本次采集的腰部斜扳动作在最大程度拉伸膝关节情况下正常人髋关节伸展为(30.86±4.871)°(右侧)相一致。另外,髋关节一侧内收同时会产生另一侧的外展运动,为了辅助骨盆倾斜,脊柱同时会向支撑侧侧弯,增加腰椎前凸。这也从运动学角度解释了腰部斜扳动作的运动学作用机理。

　　由此,可以认为本次所研究的悬足压膝和腰部斜扳手法动作其治疗腰椎间盘突出症在运动学上的作用机制在于:促进髋关节被动运动达到自身可达最大程度。同时,由临床反馈可知,对于患有腰椎间盘突出症的病人而言,不管主动还是被动其实际可达运动范围相对正常人都大为有限,通过手法康复松懈粘连、滑利关节,髋关节的各个运动范围可逐渐增加,故所得的正常人的关节运动范围可提供作为康复后效果的一个量化的对比评估。

　　人体对称的解剖结构决定了正常人在步态等下肢运动过程中的对称性,但是具体不同人体情况和运动也会导致下肢运动的非对称性。Kwon Son 等在研究正常人左右两侧的下肢运动学差异时通过李雅普诺夫指数指

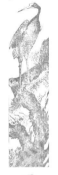

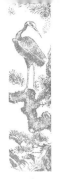

出左右两侧关节运动并无统计差异；B.S.Cıgalı等发现在不同年龄段下肢各关节的左右侧对称性有所不同,在对比足球运动员和正常人的研究中发现,足球运动员表面的反力指标存在非对称性是因为其惯用侧的肌肉更为强健。对比本次研究的手法操作过程中出现的受试者的下肢部分左右关节运动角度的非对称性,可以看出均是右侧的关节范围大于左侧的关节运动范围。而本次的受试者均为惯用下肢右侧者,故可以初步推断,产生的关节运动角度范围的非对称性与人体的惯用侧有关,惯用侧的关节运动范围相对更大。

关节运动角度范围的方差体现了人的个体差异性。由10名受试者的身高体重计算其BMI值,发现BMI值在18.5~22.9内(被认为是中国人正常体重指数区间段)的6名受试者在悬足压膝过程中的膝关节屈曲/伸展角度范围与BMI值呈现显著的负相关性($p<0.000\,8$),即BMI值越大,运动角度范围越大,说明身体的相对肥胖度可能会降低关节的运动角度范围。值得关注的是,不同的身高体重会对运动产生影响,也可能会对手法的治疗效果产生一定的影响,如对于脂肪层较厚的患者,医师操作手法会存在一定的困难。具体的相关性仍需进一步临床研究。

目前对手法的生物力学机理已有一定的研究基础,但是在运动学方面却相对较少。本文提出一种新的研究手法的方式,基于三维运动捕捉系统研究传统中医手法操作时受试者的运动规律,一方面可以提供临床手法操作的量化参考和临床效果的评估,另一方面也为提升手法的可重复性乃至后期研发手法康复机器人奠定基础,具有里程碑性的意义,为手法的进一步研究和传承开启新的篇章。

·四、结论

本研究对10名健康中国人施加手法动作,基于三维运动捕捉系统采集手法作用时受试者的运动学数据,建立人体三维运动模型并处理计算得到髋关节、膝关节和踝关节的运动角度和轨迹规律,发现手法通过带动膝关节运动可促进髋关节被动运动达到可达最大程度,并发现部分关节运动角度针对下肢惯用侧存在统计学上的左右侧差异。为研究中医手法治疗腰椎间盘突出症的运动学规律和机制提供理论依据,并为手法的量化和评估提供新的研究方法。下一步研究时，可根据此技术路线追踪临床病人的治疗情况，以期探索更贴合临床情况的深入机理。

参考文献

[1] 兰靖杰. 腰椎间盘突出症的非手术治疗探讨[J]. 中西医结合护理, 2013(8): 1728-1729.

[2] 童培建, 何帮剑, 历驹, 等. 腰椎间盘突出症的手术与非手术治疗的对比研究[J]. 颈腰痛杂志, 2008, 29(5): 443-447.

[3] 蔡鑫, 施咏毅, 陆祯, 等. 腰椎间盘突出症手术与非手术治疗的回顾性研究[J]. 实用骨科杂志, 2011, 17(10): 873-875.

[4] 龙炳新, 陈芳, 林关聪, 等. 手法为主治疗腰椎间盘突出症866例报告[J]. 中医正骨, 2005, 17(5): 37-38.

[5] 张军. 如何规避颈椎手法风险[J]. 中国中医骨伤科杂志, 2006, 14(6): 77-78.

[6] 李庆兵, 冯跃, 罗建, 等. 有限元分析在手法治疗腰椎间盘突出症中的研究进展[J]. 南京中医药大学学报, 2013, 29(1): 94-96.

[7] 莫海燕, 刘静, 曹慧. 有限元方法在中医手法治疗脊柱损伤中的应用[J]. 山东中医杂志, 2015, 34(9): 651-654.

[8] 刘强. 循环载荷条件下模拟腰椎扳法对椎间盘内压的影响[D]. 北京: 中国中医科学院, 2013.

[9] 周楠, 房敏, 朱清广, 等. 推拿手法治疗腰椎间盘突出症腰背伸肌群生物力学特性评价研究[J]. 中华中医药杂志, 2012, 27(3): 562-566.

[10] 秦大平, 张晓刚, 宋敏. 中医手法治疗椎动脉型颈椎病作用机制的生物力学研究进展[J]. 中国中医骨伤科杂志, 2012, 20(1): 70-72.

[11] 胡劲松, 姜小冰, 万世元, 等. 魏氏传统手法及蒸敷方治疗腰椎间盘突出症的临床观察[J]. 中国中医骨伤科杂志, 2015, 23(9): 8-11.

[12] TRIANO J J. Studies on the biomechanical effect of a spinal adjustment[J]. J Manipulative Physiol Ther, 1992, 15(1): 71-75.

[13] 张晓刚, 董建华, 杨学峰, 等. 三维有限元腰椎节段模型上模拟拔伸按压手法的生物力学分析[J]. 中国组织工程研究与临床康复, 2010, 14(22): 4000-4004.

[14] 方磊, 房敏. 手法规范化研究之运动学、生物效应及信息技术进展[J]. 湖北中医杂志, 2010, 32(7): 74-76.

[15] 韩磊. 腰部斜扳手法在体运动力学测试及治疗腰椎间盘突出症的临床试验研究

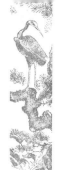

[J].中国中医科学院,2012.

[16] ZHOU H, LIU A, WANG D, et al. Kinematics of lower limbs of healthy Chinese people sitting cross-legged[J]. Prosthet Orthot Int, 2013, 37(5):369-374.

[17] ADALBERT K.骨关节功能解剖学[M].第6版.北京:人民军医出版社,2015:6-14.

[18] ANDERSSON E, ODDSSON L, GRUNDSTRÖM H, et al. The role of the psoas and iliacus muscles for stability and movement of the lumbar spine, pelvis and hip.[J]. Scand J Med Sci Sports, 1995, 5(1):10-16.

[19] 冯利刚.牵引配合推拿治疗腰椎间盘突出症的临床观察[J].当代医学,2011, 17(15): 2-3.

[20] 劳迪涛.牵引配合手法治疗急性腰椎间盘突出症的临床研究[D].广州:广州中医药大学,2010.

[21] SON K, PARK J, PARK S. Variability analysis of lower extremity joint kinematics during walking in healthy young adults[J]. Med Eng Phys, 2009, 31(7):784-792.

[22] CIGALI B S, ULUAM E. 3D motion analysis of hip, knee and ankle joints of children aged between 7-11 years during gait[J]. Balkan Medical Journal, 2011: 197-201.

[23] CIGALI B S, ULUCAM E, YILMAZ A, et al. Comparison of asymmetries in ground reaction force patterns between normal human gait and football players[J]. Biology of Sport, 2004, 21(3):241-248.

[24] ZHOU H, WANG D, LIU T, et al.Kinematics of hip, knee, ankle of the young and elderly Chinese people during kneeling activity[J]. J Zhejiang Univ Sci B, 2012, 13(10):831-838.

第二节　魏氏伤科特色手法治疗腰椎间盘突出症表面肌电研究

　　魏氏伤科治伤重视手法,认为手法可通达经络、调和气血、柔筋正骨,促进损伤机体功能恢复。腰部提拉及悬足压膝手法是魏氏伤科治疗腰腿痛疾患的经典特色手法,临床应用广泛且效果显著。现为进一步明确其治伤的运动学规律,研究人员通过三维运动捕捉系统采集以上经典特色手法作用时受试者的运动学数据,建立人体三维运动模型,处理得到关节运动情况并分析其治伤运动学特征。

一、研究对象

选取36名腰椎间盘突出症患者及36名健康者,观察腰椎间盘突出症患者治疗前及阶段性治疗后的运动学参数及表面肌电变化。本研究方案符合上海交通大学医学院附属瑞金医院的相关伦理要求,获上海交通大学医学院附属瑞金医院伦理委员会批准同意(〔2021〕伦审第〔414〕号),并在国家临床试验注册中心注册(ChiCTR2200057761),受试者对测试过程及治疗方案知情同意。患者及健康者的一般信息见表5-3。

表5-3　患者及健康者的一般信息

组别	例数	年龄(岁)/$\bar{x}\pm s$	体重指数/$\bar{x}\pm s$	病程(日)/$\bar{x}\pm s$	突出节段/例		
					L4-5	L5-S1	L4-S1
干预组	36	37.77±7.63	25.67±2.95	83.68±69.01	22	9	4
对照组	36	36.18±7.59	24.91±2.88				

二、实验设备与研究方案

(一)运动学研究设备与研究方案

采用英国VICON公司生产的VICONT 40 (Vicon Motion Systems Ltd.,Oxford,GBR)三维运动捕捉系统采集受试者在被动接受手法时的运动学数据,共使用16个400万像素的红外摄像头(采样频率200 Hz),一套荧光反射标记追踪球共45个。追踪球布置基于VICON的plug-ingait模型,同时基于刚体补偿原则,在每个人体节段布置刚体块,补偿运动过程中不易被捕捉的骨性标记点的运动数据。为使追踪球尽可能贴合人体并且减少衣物摩擦移动产生的误差,受试者仅穿七分泳裤。

针对"悬足压膝"和"腰部提拉"两个手法动作,分别采取一套标记点布置。测量前受试者被要求自然站立然后采集静态位置时的追踪球数据。测量时受试者分别采取仰卧及俯卧位(图5-4),并去除会产生遮挡位置的骨性标记点的追踪球,基于刚体补偿原则通过静态数据的相对位置关系计算得到运动数据。

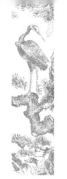

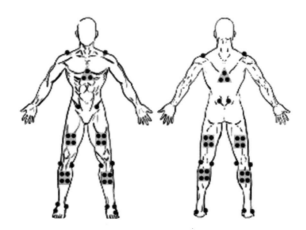

图5-4　正面及背面Mark点标记放置位置

（二）表面肌电研究设备及研究方案

肌电信号采集仪器为Noraxon 2400T（Noraxon，美国），它有十六个数据采集通道,测量电极为自黏性Ag/AgCl表面双电极。肌电信号采集频率为1 500 Hz,信号与运动采集由Vicon Nexus系统完成同步。表面肌电信号（EMG）采集用电极膏将表面电极贴于皮肤表面,通过测两极间的电势差来确定肌电信号。

注:本方法操作简便、无创,易为受试者接受,既可反映整块肌肉的肌电变化,又可采集运动中肌电信号变化。

采集步骤:受试者进行准备活动,先做全身性准备活动约为5 min。每次实验之前,先将肌电系统预热0.5 h左右,让系统处于待机状态。

对肌电仪进行初始设置,确定电极安置点:表面电极所贴位置与肌纤维的方向一致,并根据SENIAM协议的要求贴于被测肌肉的肌腹隆起处。

皮肤的处理:先用研磨垫擦去皮肤表面坏死的角质层,再用75％医用乙醇反复擦拭表面电极安放点及安放点附近皮肤,以去除皮肤表面的油污。

安置表面电极:对表面电极安放点附近的皮肤处理后,等到皮肤完全干燥,将银-氯化银（Ag-Agcl）电极贴在皮肤上,两电极中心相距15 mm。同时需要固定一个"参考电极"（相当于地线）,固定在一个基本没有肌肉的皮肤表面。

检查电信号:所有电极粘贴完毕后,逐个检查粘贴的牢靠性,检查是否有相应的电信号,信号检查正常后开始测试。测量肌肉共6块,包括Thoracic ES、Lumbar ES、Lumbar multifidus。

(三)运动学动作及表面肌电采集

1.腰部主动前屈\后伸

受试者张开双脚站立与肩同宽,双臂交叉抱胸。在音频导引的提示下,受试者在5 s内尽可能腰部前屈(Flexion)并尽量保持速度匀速,保持弯曲位置3 s,然后再在5 s内匀速后伸(Extension)返回站立初始位(图5-5)。中间休息3 s,共重复5组。

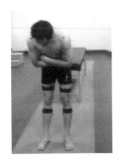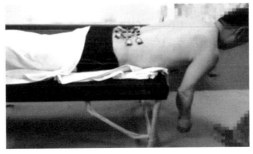

图5-5 腰部主动屈伸及俯卧位腰部最大自主收缩力量(MVC)测试

2.俯卧位腰部最大自主收缩力量(MVC)测试

受试者俯卧位于床上,双手放于身体两侧,双脚伸出床沿避免脚上marker产生遮挡。在音频导引的提示下,当喊"开始"后,受试者尽可能用力抬起肩膀和胸腔(以不产生不能忍受的疼痛为准),并维持在最高位置3 s(图5-5),中间休息3 s,重复该动作5组。

3.手法操作

腰部提拉手法:受试者俯卧于床上,医师左手向下按压住受试者腰椎,右手握住受试者踝关节上部,带动小腿与大腿向医师侧斜拉,而后在过伸的位置上,用力猛拉一下,以能够听到腰部有响声为度。先采集右腿,再采集左腿(图5-6),每个动作共采集5次有效数据。

悬足压膝手法:受试者仰卧于床上,医师一手握住受试者单边足底部,一手放置在靠近医师身体侧的受试者膝部,抬起小腿,由小腿屈曲带动大腿前屈,直至到达极限位置,再拉动小腿与大腿成水平伸直。单次动作压膝5次,每次由低到高,压膝力度逐渐加重。先采集右腿动作,再采集左腿动作(图5-6)。每个动作共重复采集5次。

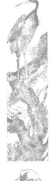

第五章

魏氏伤科特色诊疗技术——手法治疗腰椎间盘突出症机制探索

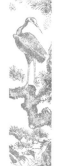

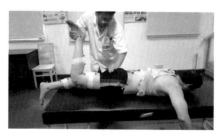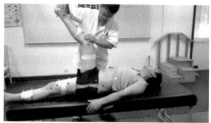

图5-6　腰部提拉及悬足压膝手法操作实验过程

三、数据处理

（一）运动学数据统计分析

采集的运动学数据经过 Vicon Nexus 2.0（Vicon Motion Systems Ltd.,Oxford,GBR）软件处理以 C3D 文件的格式输出。通过 Visual 3D 软件（C-Motion Inc.,Germantown,MD,USA）建立人体骨骼模型并载入采集的运动数据进行模型驱动，人体下肢模型共包括骨盆、右大腿、左大腿、右小腿、左小腿、右足、左足这 7 个节段，根据各个节段计算下肢的髋关节、膝关节和踝关节的相对旋转角度。各关节复合的关节运动角度分别分解在其对应的冠状面、矢状面和水平面上，相对于局部坐标系的 X、Y、Z 轴分别对应髋、膝、踝关节的屈曲/伸展、外展/内收、轴向旋转运动。每个受试者的同一动作路径经过归一化后由 Visual 3D 软件以 ASCII 的格式导入 Origin 软件（Origin Lab Corporation, Hampton,USA）进行数据处理并画图。

（二）肌电数据统计分析

对所有肌电数据进行矫形（Rectification）带通滤波（high pass filter），带宽频率为 5~500 Hz，以去除低频噪声，计算测量肌肉肌电平均值、RMS 值并计算各段比例。对原始 EMG 数据进行校正，我们使用三个指标来量化腰部前屈/后伸期间的 EMG 模式：①指数 *Ext/Flex* 伸展期最大 EMG 除以屈曲期最大 EMG；②指数 *Flex/Flex* max 屈曲期最大 EMG 除以屈曲期的最大 EMG；③指数 Ext/Flex max 伸展期最大 EMG 除以屈曲期的最大 EMG。

对照组腰椎前屈/后伸期间的屈曲-松弛（FR）现象与在最大屈曲期发生的明显肌电静默有关。基于 FR 特点，三个 FR 指数最大值更接近代表健康模式状态，用于评价 MVC 运动的指标是腰椎伸展期最大绝对 EMG 值（MVC

最大值）。

运用SAS 9.4软件统计分析各运动数据及核心肌群EMG指数的均值和标准差,并分析受试者治疗前后运动学和EMG指数差异有无统计学意义。为比较脊柱两侧EMG指数之间的差异,我们进行了多元方差分析（MANOVA）,分别对三个脊椎两侧肌电数据进行配对t检验,详细分析以下四种情况治疗前后差异：①患侧；②健侧；③健患侧；④健患平均值。为了避免对同一因变量（即同一腰椎竖脊肌）的多重分析,我们使用Bonferroni校正来避免出现虚假阳性。$p<0.05$表示差异有统计学意义；$p<0.01$表示差异有显著统计学意义；$p>0.05$表示差异无统计学意义。

（三）其他数据统计分析

采用视觉模拟疼痛量表（VAS）和功能障碍指数（ODI）两份问卷,评估患者治疗前后临床疼痛强度和躯体功能障碍改善程度。VAS是一条10 cm长的线,定义从无痛（0分）到最大疼痛（10分）的疼痛强度。要求患者在线上做一个标记,表明他们在评估时感受到的疼痛程度。

ODI问卷功能指数是评估腰背痛患者躯体功能障碍的重要工具,由10个问题组成,包括疼痛的强度、生活自理、提物、步行、坐位、站立、睡眠、性生活、社会生活、旅游等10个方面的情况,每个问题6个选项,每个问题的最高得分为5分,选择第一个选项得分为0分,依次选择最后一个选项得分为5分,假如有10个问题都做了问答,记分方法是：实际得分/50（最高可能得分）×100%。假如有一个问题没有回答,则记分方法是：实际得分/45（最高可能得分）×100%,如越高表明功能障碍越严重。

运用SAS 9.4软件统计分析各临床疗效数据的均值和标准差,各受试者治疗前后临床疗效数据有无差异使用配对t检验。其中,$p<0.05$表示差异有统计学意义；$p<0.01$表示差异有显著统计学意义；$p>0.05$表示差异无统计学意义。

四、结果

（一）运动学结果

与健康组相比,腰椎间盘突出症患者组在治疗前后脊柱前屈/后伸和MVC均低于对照组；治疗10 d后,腰椎间盘突出症患者脊盆前屈活动角度

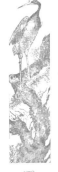

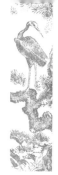

增大,其中脊柱前屈角度分别从50.4°增加到61.2°(p=0.001)、脊盆前屈角度从79.3°增加到88.5°(p=0.006),说明上述手法可改善脊盆活动度,其主要通过改善脊柱前屈活动度来实现;而在MVC(腰椎最大后伸活动度)测试方面,治疗前后脊盆后伸角度差异无统计学意义(p=0.463)。详见表5-4。

表5-4　健康组和患者组脊柱屈伸和MVC活动范围

动作		健康组/°	患者组		p
			治疗前/°	治疗后/°	
前屈	腰椎前屈	85.3±12.7	50.4±10.8	61.2±10.8	0.001
	骨盆前屈	48.5±11.5	28.6±10.5	29.3±7.5	0.376
	脊柱前屈	112.7±14.3	79.3±15.3	88.5±10.2	0.006
后伸	脊柱后伸	20.3±7.2	18.2±8.1	18.9±6.8	0.681
MVC	脊柱后伸	18.5±6.3	17.5±7.2	18.2±5.8	0.463

组内比较,治疗前后患者髋关节和脊盆F/E的活动范围差异有统计学意义(p=0.001和p=0.003)。组间比较,第一次手法操作时患者组髋关节和骨盆F/E的被动运动范围明显小于正常组(其中,悬足压膝手法操作时相差约22°,腰部提拉手法操作时相差7°),差异有统计学意义;经过10 d(每日1次)手法治疗,治疗组患者关节活动范围与对照组差异无统计学意义(p>0.05),但活动范围仍低于对照组。详见表5-5。

表5-5　两种手法操作过程中脊柱关节活动范围

手法	活动关节	健康组(°)	患者组		p
			治疗后(°)	治疗后(°)	
悬足压膝	髋关节屈伸	136.16(10.13)	114.54(16.63)	123.13(20.87)	0.001
	膝关节屈伸	153.72(6.59)	159.62(8.62)	157.52(7.06)	
腰部提拉	脊盆后伸	45.86(10.87)	38.99(11.79)	41.14(12.36)	0.003
	脊盆旋转	61.35(14.87)	61.20(22.52)	60.35(17.62)	
	膝关节后伸	67.64(17.65)	76.68(20.35)	68.89(18.48)	0.024
	腰椎后伸	14.22(4.21)	16.69(4.16)	16.31(4.52)	

(二)表面肌电结果

治疗前,患侧肌电指标低于健侧,两侧对比差异有统计学意义(FR $Ext/Flex$(p=0.004 5)、$Ext/Flex$ max(p=0.006 6)和MVC最大值(p=0.001 8)。治疗

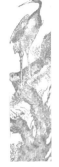

后,患侧的指数仍然低于健侧,但两侧差异无显著统计学意义,治疗10 d后每个脊柱水平两侧肌电指数均显示增加,表明FR更强,其中L5肌电指数FR $Ext/Flex$(p=0.001 3)和MVC最大值(p=0.037 6)差异具有统计学意义。我们发现健康受试者左右两侧肌电的四个指标差异无统计学意义(p>0.05),因此此组肌电指标值是脊柱两侧表面肌电信号的平均值。肌电FR现象方面,治疗前患者两侧均无明显FR,FR指标 $Flex/Flex$ max和 $Ext/Flex$ max均低于对照组参考值。经10 d治疗后,所有患者均未表现出FR现象,表明短期内患者腰背部肌肉功能尚未完全恢复,深层肌肉仍存在局部肌肉痉挛、核心肌群肌力不足以维持脊柱的稳定性。详见表5-6和表5-7。

表5-6　不同脊柱节段和两侧肌电指标变化

Index	Level	Pre H	Pre C	p (Pre H vs Pre C)
FR	L1	1.61(0.83)	1.72(0.93)	0.473 1
$\dfrac{Ext}{Flex}$	L3	1.22(0.24)	1.32(0.64)	0.352 9
	L5	1.18(0.53)	1.48(0.52)	0.000 1[#]
Ref*:2.26(1.2)	MANOVA			0.004 5
FR	L1	3.22(1.75)	2.89(1.23)	0.087 2
$\dfrac{Ext}{Flex}$	L3	1.81(0.86)	2.11(1.49)	0.142 3
	L5	1.75(0.61)	1.75(1.12)	0.168 1
Ref*:19.42(18.77)	MANOVA			0.013 2
FR	L1	2.11(1.09)	1.43(0.69)	0.374 4
$\dfrac{Ext}{Flex}$	L3	1.27(0.42)	1.62(0.71)	0.139 0
	L5	1.51(0.60)	1.55(0.43)	0.478
Ref*:14.87(17.52)	MANOVA			0.342 8
MVC	L1	42.88(31.23)	62.80(44.66)	0.153 3
Maximum	L3	25.66(21.22)	42.89(23.78)	0.037 6
(uv)	L5	22.44(15.21)	37.44(27.38)	0.006 6[#]
Ref*:106.22(22.48)	MANOVA			0.001 8

注:H=患侧,C=健侧,Pre=治疗前,p统计差异,p<0.05表示差异有统计学意义。#表示Bonferroni校正时统计差异。*表示健康对照组参考值;Ext:后伸过程中的峰值表面肌电信号;$Flex$:前屈至最大程度的峰值表面肌电信号。

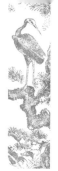

表5-7　治疗前后患者组及对照组腰椎两侧不同节段肌电图指标变化

Index	Level	Pre H	Pre C	p (Pre H vs Pre C)	Post H	Post U	p (Post H vs Post C)	p (Pre H & Pre C vs Post H & Post C)
FR	L1	1.67 (1.12)	1.70 (0.96)	0.5787	1.78 (0.67)	2.45 (1.21)	0.0667	0.3487
$\frac{Ext}{Flex}$	L3	1.32 (0.31)	1.61 (0.88)	0.2847	1.33 (0.24)	1.56 (0.78)	0.3342	0.7622
Ref*:2.26(1.2)	L5	1.25 (0.64)	2.12 (0.61)	0.0013#	1.55 (0.29)	2.19 (0.45)	0.0502	0.0312#
MANOVA				0.1156			0.0892	0.1421
FR	L1	2.86 (1.33)	2.90 (1.12)	0.9167	3.87 (2.73)	3.45 (1.52)	0.3607	0.1667
$\frac{Ext}{Flex}$	L3	2.17 (1.24)	2.76 (1.44)	0.1394	2.33 (1.02)	2.86 (1.94)	0.4394	0.2294
Ref*:19.42 (18.77)	L5	1.90 (0.67)	2.68 (1.48)	0.1022	2.20 (1.17)	3.18 (3.04)	0.6816	0.4816
MANOVA				0.0871			0.5077	0.1817
FR	L1	1.72 (0.98)	1.62 (0.64)	0.8431	2.12 (1.52)	2.09 (1.94)	0.3031	0.4433
$\frac{Ext}{Flex}$	L3	1.49 (0.38)	1.77 (0.69)	0.3239	1.69 (1.38)	2.17 (1.79)	0.7239	0.4239
Ref*:14.87 (17.52)	L5	1.36 (0.59)	2.14 (0.34)	0.1939	1.96 (1.49)	2.11 (1.74)	0.7991	0.2011
MANOVA				0.4997			0.3264	0.4392
MVC	L1	35.38 (40.03)	59.90 (49.86)	0.0421	40.88 (19.93)	61.90 (20.86)	0.2521	0.4527
Maximum (uv)	L3	25.87 (21.73)	41.25 (24.91)	0.0036#	35.87 (31.73)	40.25 (34.91)	0.0636	0.0536
Ref*:106.22 (22.48)	L5	26.34 (15.91)	40.36 (37.22)	0.0376	34.34 (24.91)	47.36 (27.02)	0.8176	0.0316
MANOVA				0.0325			0.3525	0.0613

注：H=患侧，C=健侧，Pre=治疗前。$p<0.05$表示差异有统计学意义。#表示Bonferroni校正时统计差异。*表示健康对照者参考值。

图5-7和图5-8分别为健康受试者(正常)和腰椎间盘突出症患者(异常)在脊柱弯曲/伸展期间的EMG模式和脊柱关节运动变化,EMG测量L5水平的竖脊肌。

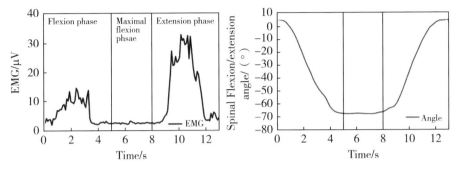

图5-7 正常受试者EMG模式和脊柱关节运动变化

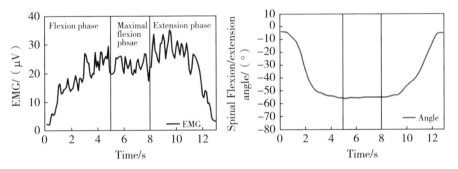

图5-8 腰椎间盘突出症患者EMG模式和脊柱关节运动变化

(三)临床疗效评估

腰椎间盘突出症患者组经10 d手法治疗后,患者VAS和ODI评分均较治疗前降低,治疗前后的平均分分别为7.4(1.2)、3.2(1.9),$p<0.05$;治疗前后ODI平均得分分别为66.3%(12.5%)和31.2%(12.3%),$p<0.01$。说明魏氏手法可显著降低腰椎间盘突出症患者疼痛及躯体功能障碍。具体详见表5-8。

表5-8 腰椎间盘突出症患者治疗前后VAS及ODI评分变化情况

项目	治疗前	治疗后	t	p
VAS	7.4±1.2	3.2±1.9	1.8	0.021
ODI	66.3±11.7	31.2±12.3	12.5	0.000 1

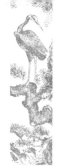

五、小结

从运动学结果看,魏氏腰部提拉和悬足压膝手法作为一种复合操作手法,通过将力施加到下肢,然后传递到骨盆和腰椎,利用拉伸和旋转下肢将髋关节和腰骶关节的被动范围提升到可实现的最大值。治疗前后患者髋关节和骨盆F/E的活动范围差异有统计学意义($p=0.001$ 和 $p=0.003$);组间比较,第一次手法操作时患者组髋关节和骨盆F/E的被动运动范围明显小于正常组(其中悬足压膝手法操作时相差约22°,腰部提拉手法操作时相差7°),差异有统计学意义;经过10 d(每日1次)手法治疗,治疗组患者治疗后差异无明显统计学意义,总体呈现出向对照组活动范围靠近的趋势,但活动范围仍低于对照组。

从EMG结果来看,通过评估魏氏特色手法治疗前后腰椎间盘突出症患者的肌肉功能障碍恢复情况,我们得出椎旁肌的FR现象可作为鉴别健康受试者和腰椎间盘突出症患者的可靠观察肌电指标;通过比较腰椎间盘突出症患者脊柱屈伸和MVC运动患侧和健侧椎旁肌肌电图指数可知,治疗前患侧和健侧存在显著差异,治疗后患侧和健侧差异无明显统计学意义,但患侧的FR指数和MVC最大值低于健侧。这表明患者在进行屈曲/伸展和MVC(向后躯干伸展)运动时患侧肌肉激活仍低于健侧。一般来说,经10 d治疗后指标值均有所增加,表明FR更明显,肌肉激活更强。这种不对称的EMG模式可能与患侧的不对称肌肉萎缩有关。具体而言,治疗前腰椎间盘突出症患侧和健侧有显著统计学差异;治疗后无明显统计学差异,但患侧肌电激活程度仍低于健侧;治疗前后患侧比较差异有统计学意义;患侧和健侧指标合并为一个值比较时无明显统计学差异。此外,L5水平肌肉的改善最为明显,这与招募患者的突出区域集中在L4-L5或L5-S1的事实一致。

从临床疗效来看,经过10 d魏氏手法治疗,显著改善了腰椎间盘突出症患者疼痛程度及功能障碍。VAS和ODI临床问卷表明,治疗后患者疼痛强度明显减轻,躯体功能活动明显改善。患者在两个主动运动(脊柱屈伸和MVC脊柱后伸)过程中,腰部和髋部的主动运动范围大大增加,更接近健康对照组。此外,我们还发现在魏氏手法首次和末次操作治疗过程中患者的关节被动运动角度存在显著差异；手法操作者根据腰椎间盘突出症患者脊旁软组织肌肉僵硬程度施加操作力，治疗后髋关节 ROM 显著增加和膝关节 ROM 减少表明可降低肌张力。由此，我们认为脊柱关节主动和被动活动范围可以作为康复改善的标志。

本研究得出脊柱关节（主动和被动）活动度和表面肌电（EMG）指标可作为魏氏手法治疗前后疗效评估的客观指标。FR 比可以很大程度上消除由不同 EMG 电极布局引起的个体差异和误差，脊柱 FR Ext/Flex 或 MVC 最大值时脊柱肌肉激活程度可作为长期康复过程潜在量化观察指标。

第三节　魏氏伤科特色手法治疗腰椎间盘突出症非线性动力学仿真研究

脊柱是人体的重要支柱，具有复杂的结构和功能。脊柱由椎体、椎间盘以及韧带和肌肉等紧密连接而成，并在运动中起到维持平衡和保护躯干的作用。腰椎间盘突出症是筋骨失衡导致的常见病之一，中医手法是治疗腰椎间盘突出症简便有效的治疗方法，然其治疗的生物力学机制尚需进一步研究。相比于复杂且具有伦理争议的尸体实验或者有创活体实验，人体骨肌系统建模仿真是一种切实有效的人体生物力学研究方法，现有脊柱骨肌系统模型没有构建完备的、具有生理学意义的脊柱功能单元，常用的一些计算方法无法有效地求解脊柱椎间关节复杂的运动学和动力学机制。不同人之间的力学参数差异会影响准确的运动机能分析，个性化建模方法也亟待开发。

OpenSim 是一款开源的肌肉骨骼建模软件，由斯坦福大学于 2007 年开发。它可以帮助用户建立各种肌肉骨骼模型和机械结构，包括骨骼、关节、肌肉、弹簧、阻尼器、控制器等，进而建立人体的肌肉骨骼模型。它的出现使得众多研究者能够在临床和科学研究中使用先进的运动仿真工具 OpenSim 将多学科的研究方法相结合，创建快速准确的运动模拟，进而实现通过仿真计算得到难以实验测量的参数(例如肌肉力)以及通过模型预测新的运动等功能。为此，我们建立了一套基于动态优化的腰椎间盘突出症脊柱骨肌系统非线性动力学仿真模型，探索研究中医手法治疗腰椎间盘突出症的生物力学机制。

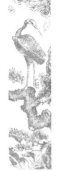

魏氏伤科

防治腰椎间盘突出症理论、模式与实践

一、建立仿真分析模型

(一)建模平台

本研究基于 OpenSim 中的两个公开可用的开源肌肉骨骼模型(Bruno 等人开发的全铰接式胸腰椎躯干模型和步态 2354 模型),其中躯干模型是迄今为止最复杂的脊柱肌肉骨骼(图 5-9),包括从第一胸椎到骶椎的每个椎间关节的三个旋转自由度,肌肉包括腰椎和胸椎竖脊肌、多裂肌、腰大肌、腰方肌、腹直肌、内外斜肌以及颈椎和上肢周围的其他肌肉群。步态 2354 模型(图 5-10)可容纳下肢 14 个自由度,主要用于描述下肢运动,通过缩放下肢模型以减少躯干模型和下肢模型之间的差异,由此建立正常成年男性脊骨模型(175 cm,78 kg)。

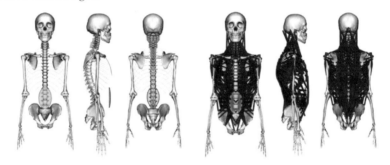

图 5-9　Bruno 等开发的躯干模型的骨骼肌肉结构

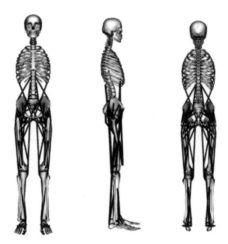

图 5-10　步态 2354 模型的骨骼肌肉结构

Bruno 等的躯干模型已经得到一定程度的验证,但在关节定义和肌腱模型方面仍有局限性,原始模型为每个脊柱关节启用了3自由度椎间关节,建模为球形关节,且没有明确建模椎间盘、韧带和小关节。此外,现有胸腰椎刚体模型无法准确模拟胸腰椎脊柱功能单元(FSU)刚度,既往FSU刚度公式通常是根据标称或平均实验测量得出的,而FSU刚度对模拟压缩载荷大小具有重要意义。鉴于个体之间的显著差异,因此在对刚度进行建模时需要考虑这上述差异。

我们对开源平台OpenSim中开发的健康成年男性(25岁,175 cm,78 kg)的全关节胸腰椎的现有肌肉骨骼模型进行了修改,启用了从T1到S1的所有6自由度椎间关节,优化了每个胸腰椎水平的生理6自由度功能性脊柱单元(FSU)刚度、压缩载荷的加载效应及胸腰椎各椎体之间参数差异,以更好地模拟FSU的生物力学性能。

(二)模型平台验证

通过光学跟踪系统(VICON,UK)测量10名健康受试者(7名男性,3名女性)的脊柱运动。受试者的平均年龄、身高和体重分别为(67.85±6.95)岁、(164.14±7.34)cm和(60.37±15.45)kg。测量的运动包括静态中立直立姿势、脊柱前屈/后伸(F/E)和侧向弯曲(LB)(从中立到最大左弯曲然后到最大右弯曲)。Mark标记(图5-11)位于椎骨棘突上(T1、T3、T7、T11、L2和L4上的六个不对称三标记簇;T5、T9上的四个单标记和L3、左/右髂前/后上棘(LASI、RASI、LPSI、RPSI)和骶骨(在髂后上棘连线的中间)。本研究得到了上海交通大学医学院附属瑞金医院伦理审查委员会的批准,所有参与者在实验开始前都签署了书面知情同意书。

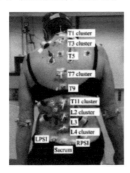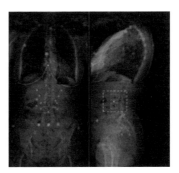

图5-11　Mark标记及EOS成像示意图

我们使用开发的肌肉和收缩力求解器来评估在两种手法操作下的脊柱肌肉-肌腱长度和腰椎关节接触力,在模拟脊柱运动期间,患者躺平时腰背

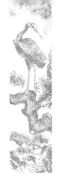

部肌肉激活都设置为零,提取的肌腱长度归一化为最佳肌腱,分析四个主要肌群(腰大肌、腰方肌、竖脊肌和多裂肌)。通过双平面X射线(EOS成像,France)采集受试者佩戴标记中立直立姿势时影像学数据(图5-12),利用静态X射线图像的测量结果验证动态优化方法的准确性。研究结果提示,我们开发的动态优化的脊柱骨肌非线性动力仿真模型,可较好地反映脊柱骨肌系统主动和被动运动的力学特性。

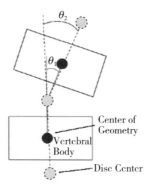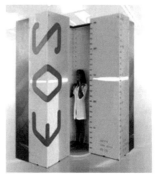

图5-12　EOS成像采集姿势示意图

(三)魏氏特色手法的生物力学分析

将实验采集到的运动学、力学及肌肉激活程度参数输入到OpenSim模型中,将OpenSim Expression Based Bushing Force元素加入到模型中,说明源自被动结构的刚度。每个衬套元件根据连接到铰接体的两个衬套框架的相对位移产生力。通过缩放工具(Scale Tool)建立个性化的腰椎间盘突出症脊柱骨肌非线性动力仿真模拟。同时,运用OpenSim软件功能丰富的逆向运动学工具(Inverse Kinematics Tool,IK Tool)、逆向动力学工具(Inverse Dynamics Tool,ID Tool)和静态优化工具(Static Optimization Tool,SO Tool)对关节位移、椎间盘应力及肌肉收缩力进行仿真计算,探索魏氏特色手法治疗腰椎间盘突出症的生物力学机制。

二、结果

(一)腰部提拉手法

1.运动学

以下所有分析针对的是单次提拉,图示动作是针对提拉右侧的大腿,即横坐标中cycle:0%~100%为过程:提腿到放腿操作过程中主要关节运动数据。手法操作过程中,L5-S1有较大幅度的角度变化,平均腰椎屈伸达14°,椎间关节位移可达3 mm。具体见图5-13~5-16。

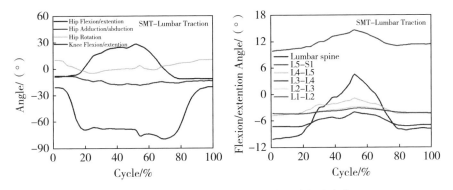

图5-13　下肢关节及脊柱椎体屈伸运动角度变化

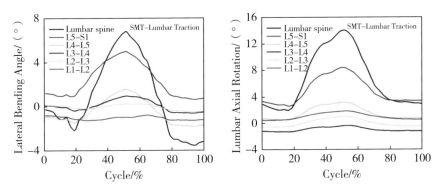

图5-14　脊柱椎体侧屈及轴向旋转角度变化

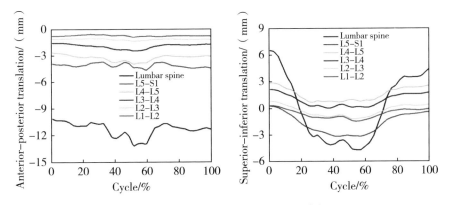

图5-15　脊椎椎体前后及轴向位移变化

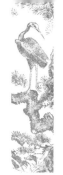

魏氏伤科

防治腰椎间盘突出症理论、模式与实践

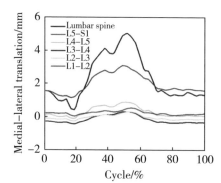

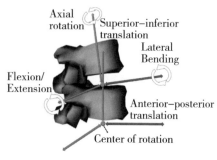

注：flexion (−), extension (+), right lateral bending (+), left lateral bending (−), inner rotation (+), outward rotation (−), abduction (+), adduction (−)。

图5-16　脊椎椎体左右位移及椎体三维旋转示意图

2.肌肉牵拉和力变化

　　牵拉侧的肌肉长度变化,我们进行了归一化即变化的长度与optimal fiber length(通常情况为中立位时长度)作为对比的标准。具体所有肌肉长度的变化(即长度的绝对值,m为单位)。图示为主要脊柱肌群,右侧为提拉侧,提拉侧的肌肉长度在作用过程中都有所降低,而对侧的腰大肌和腰方肌被牵拉变长。相应地,提拉侧的肌肉力均降低(降低幅度有10N左右),对侧的腰大肌和腰方肌因被动拉长被动力有所增大。详见图5-17、5-18。

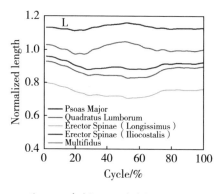

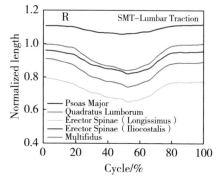

注：L—左侧,R—右侧。

图5-17　肌肉长度变化情况(提拉侧为右侧)

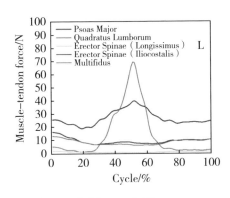
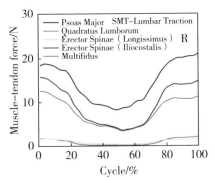

注：L-左侧，R-右侧。

图5-18　肌肉肌腱力变化情况（提拉侧为右侧）

3.椎间盘应力

图5-19所示为腰椎各个水平的椎间盘应力在腰部提拉过程中的应力（compression force），可以看到各个水平的椎间盘应力在提拉过程中均有所降低，腰椎间盘平均应力（即图示中黑色的虚线）从145 N降低至65 N。

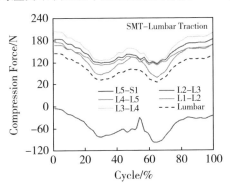

图5-19　椎间盘应力变化情况

（二）悬足压膝手法

1.运动学

以下所有分析针对的是悬足压膝牵拉的左侧的大腿，过程中主要关节运动数据见图5-20，悬足主要是膝关节和髋关节在矢状面的运动-屈伸运动，腰部运动很小（因为作用过程也是紧贴合床面）。同时计算结果中各椎关节位移均小于1 mm，量级太小，没有图示的意义。

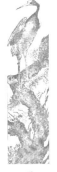

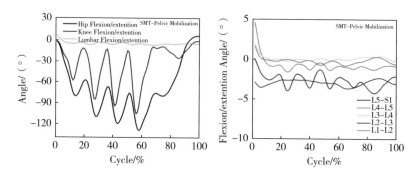

图5-20　下肢关节运动及脊柱椎体屈伸活动变化

2.肌肉牵拉和力变化

牵拉侧的肌肉长度变化,这里进行了归一化,即变化的长度与optimal fiber length(通常情况为中立位时长度)作为对比的标准。图示主要为脊柱肌群(左侧悬足压膝侧的肌肉)。此过程中,腰部肌肉长度和力变化程度均不大。详见图5-21、5-22。

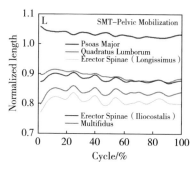
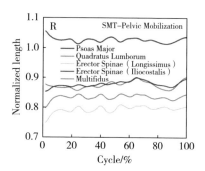

注:L-左侧,R-右侧。

图5-21　肌肉长度变化情况(作用侧为左侧)

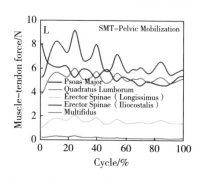
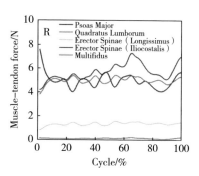

注:L-左侧,R-右侧。

图5-22　肌肉肌腱力变化情况(作用侧为左侧)

3.椎间盘应力

由于小幅度的腰部肌肉变化所导致的椎间盘应力变化幅度不大(图5-23)。

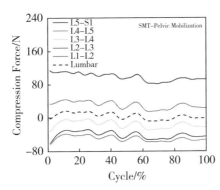

图5-23　椎间盘应力变化情况

由于在悬足压膝过程中椎间小关节运动幅度太小,因此没有仿真计算分析悬足压膝手法操作过程椎间小关节位移变化情况。

三、小结与展望

腰部提拉和悬足压膝手法作为复合操作手法,通过将力施加到下肢,然后传递到骨盆和腰椎,利用拉伸和旋转下肢将髋关节和腰骶关节的被动范围提升到可实现的最大值。本研究结果提示腰部提拉手法可将患者的腰椎伸展到14.22°左右,并在拉伸过程中缩短主要脊柱肌肉的长度,降低腰部核心肌群的肌张力,特别是对于竖脊肌、多裂肌及腰大肌,减少量高达10 N;可降低椎间盘应力,平均腰椎间盘应力从145 N变为65 N。悬足压膝手法操作过程中主要影响竖脊肌、多裂肌以及腰大肌,但对椎间盘应力的变化幅度较小(大约2到3N)。

通过本研究我们得出结论:魏氏特色手法可降低椎间盘应力,手法操作过程中通过拉伸屈肌(原动肌)抑制伸肌(拮抗肌)的肌肉活动,椎旁肌肉的伸长伴随着短暂的反射性收缩和激活后抑制,从而抑制α-运动神经元的兴奋性,缓解病理性肌肉的痉挛和降低疼痛。

本研究基于运动学数据、临床疗效及激活的主要肌肉模式和生理机制,得出脊柱关节(主动和被动)活动度和EMG指标可作为魏氏手法治疗前后疗

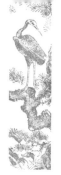
效评估的客观指标。FR 比可以很大程度上消除由不同 EMG 电极布局引起的个体差异和误差,脊柱 FR Ext/Flex 或 MVC 最大值时脊柱肌肉激活程度可作为长期康复过程潜在量化观察指标。魏氏特色手法治疗腰椎间盘突出症主要破坏筋骨失衡导致的疼痛—痉挛—疼痛循环。虽然一次治疗只会产生短暂的效果,但重复手法治疗可将对疼痛—痉挛—疼痛循环短期影响转化为长期影响,从而为患者康复提供机会。我们认为在评估偏一侧腰椎间盘突出症患者病理状况时,应该着重考虑治疗前后两侧差异,中医手法干预应更多地关注治疗前后脊柱活动度、患侧肌肉激活程度,并应着重减少双侧肌肉激活程度及脊柱活动程度。

本研究从运动学和动力学方面模拟评估了魏氏特色手法治疗腰椎间盘突出症的生物力学疗效机制,研究得出魏氏特色手法可通过带动脊柱及下肢关节运动,降低腰部核心肌群的肌张力及椎间盘应力。

第四节 魏氏伤科特色手法治疗腰椎间盘突出症 三维影像学参数研究

中医手法是临床治疗腰椎间盘突出症的一种有效、安全、无创的中医外治方法。魏氏伤科基于中医传统筋骨理论,治伤手法主张筋骨并重,其中魏氏二步七法是在魏氏伤科筋骨并重学术思想指导下创立的治疗腰椎间盘突出症的特色手法。前期临床研究已初步证实魏氏二步七法手法可有效缓解腰椎间盘突出症患者疼痛并改善其活动功能,具有较好的临床疗效。全身骨骼三维建模成像(EOS)是近年来逐渐应用的影像新技术,其图像无拼接和放大失真,且可提供站立功能位的人体脊柱高精度的 2D 和 3D 测量,是分析脊柱-骨盆矢状面参数及椎体空间位移变化的有效方法。本研究利用 EOS 技术观察魏氏二步七法手法对腰椎间盘突出症患者的临床影像学疗效。本研究方案已获得上海交通大学医学院附属瑞金医院伦理委员会批准(批号:〔2021〕伦审第〔414〕号),并已在国家临床试验注册中心注册(注册号:ChiCTR2200057761)。

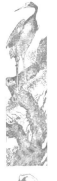

一、临床资料

(一)研究对象

选取2021年12月至2022年8月上海交通大学医学院附属瑞金医院收治的腰椎间盘突出症患者。样本量估计:本研究作非劣效性检验,分为两组。根据前期预实验治疗后干预组和对照组的腰椎前凸角平均值均为40°,标准差为5,非劣效界值为-4,取单侧显著性水平$\alpha=0.025$,检验效能$1-\beta=0.9$,两组比例为1:1,采用PASS 11.0软件计算,每组需要34例,按照5%的脱落率计算,每组36例,共计72例。随机序列采用SAS 9.4的Proc Plan过程生成,并采用不透光的信封法进行随机分配隐藏。

(二)诊断标准

西医诊断标准参照中华医学会骨科学分会脊柱外科学组、骨科康复学组2020年发布的《腰椎间盘突出症诊疗指南》中腰椎间盘突出症诊断标准。

(三)纳入标准

本研究的纳入标准是:①符合上述的诊断标准者;②年龄18~50周岁;③病程1~6个月;④腰椎MR检查为偏一侧型椎间盘突出;⑤临床症状以腰痛伴一侧下肢牵制痛为主;⑥确定入组前2周内未接受其他任何治疗方案;⑦受试者对测试过程及治疗方案知情同意,并签署知情同意书。

(四)排除标准

本研究的排除标准是:①合并脊柱先天性畸形,脊柱骨折、脱位,脊柱结核,脊柱肿瘤,脊髓肿瘤,骨质疏松者;②妊娠期及哺乳期妇女;③合并有心、脑、肝、肾等严重原发性疾病及精神病者;④不能按规定时间参与检查评估及治疗者。

(五)脱落标准

本研究的脱落标准是:①患者无论任何原因自行退出者;②失访者;③出现严重不良事件者(如下肢肌力进行性减退、二便功能异常等)。

二、方法

(一)治疗方法

干预组给予魏氏二步七法手法治疗,具体操作步骤如下:第一步,患者

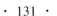

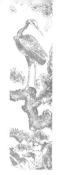

俯卧位,手法操作者依次按照背部点揉、腰部提拉、弹拨按揉、提腿点揉法、按抖腰部、叩推腰背开展手法治疗,以上六步手法完毕后作为1节,连作3节,作为第一步手法。第二步,患者取仰卧位,手法操作者主要进行"悬足压膝"手法,由低到高,逐渐加重,一般要求10次左右。以上俯卧、仰卧两个体位,共七步手法,除俯卧位六步手法作3节外,仰卧位手法只作1节,全部手法完毕后作为1次手法。每周治疗3次,每次治疗15～20 min,共治疗4周。

对照组给予传统推拿手法治疗,具体操作步骤如下:患者取俯卧位,手法操作者于腰骶部及下肢后侧行𢭃法5 min;后拇指弹拨横突外缘、髂棘上缘和髂腰三角3～5次,再以拇指按揉腰阳关、大肠俞、关元俞、环跳、承扶、委中、承山各1 min,酸胀为度;最后以腰椎斜板法结束治疗。每周治疗3次,每次治疗15～20 min,共治疗4周。

（二）观察指标及方法

1. 主要疗效指标

脊柱-骨盆三维影像学检测:于治疗前后采用EOS系统(Ster EOS 1.6,法国巴黎EOS Imaging公司)拍摄。患者放松下自然站立,平视前方将肩关节前屈30°～45°,肘关节屈曲,双手握拳贴于锁骨,全长片要求包括寰椎和完整双侧股骨头之间脊柱信息。影像学指标:骨盆侧倾(LPT)、腰椎前凸角(LL)、骨盆入射角(PI)、骨盆倾斜角(PT)、骶骨倾斜角(SS)、矢状面垂直轴(SVA)、脊柱椎体空间位置(L4/L5)。以上影像学指标均由2名研究人员采用系统自带Ster EOS 3D软件系统测量,以两次测量结果的均值表示。其中,脊柱椎体空间位置利用SRS工作组关于脊柱畸形的3D术语所描述的原则创建坐标系进行计算,两个髋臼中心的线是坐标系的x轴,垂直于冠状面和髋臼中心线中点的线是坐标系的y轴,垂直于水平面和髋臼中心线中点的线是坐标系的z轴,脊柱椎体空间位置指标包括L5轴向旋转、L5矢量位移(x)、L5矢量位移(y)、L4轴向旋转、L4矢量位移(x)、L4矢量位移(y)。

2. 次要疗效指标

（1）视觉模拟评分（VAS）:于治疗前、治疗2周、治疗4周时进行VAS评分评估两组患者疼痛程度,总分为10分,分数越高表明患者疼痛越强烈。

（2）Oswestry功能障碍指数问卷表(ODI)评分：于治疗前、治疗2周、治疗4周时进行评分，得分越高表明功能障碍越严重。(记分方法：实际得分/50(最高可能得分)×100%)

（三）数据管理

以上资料均填写病例报告表，每份病例报告表应由同一观察者完成。完成的病例报告表由专职人员审查后，转交专职数据管理人员。由2名相互独立的数据录入人员将相关试验数据录入Excel(2010版)中，进行数据录入校对。数据录入过程中的相关疑问均由课题组讨论后给予统一解决方案。在确认所建的数据库无误后，课题组将对相关数据资料进行锁定管理。

（四）统计学方法

采用SAS 9.4软件进行统计学分析，计量资料均符合正态分布，采用均数±标准差($\bar{x}\pm s$)表示，组内治疗前后采用配对t检验进行比较，组间比较采用两独立样本t检验。检验水准$\alpha=0.05$。

三、结果

（一）两组患者一般资料比较

研究过程中共脱落3例，其中治疗组脱落1例，对照组脱落2例，脱落原因均为中途失访。最终纳入分析干预组35例，对照组34例。如表5-9所示，两组患者在性别、年龄、体重指数、病程、突出节段等方面基线一致，差异均无统计学意义（$p>0.05$）。

表5-9 两组腰椎间盘突出症患者一般资料比较

组别与统计量	例数	性别/例		年龄/岁，$\bar{x}\pm s$	体重指数/$\bar{x}\pm s$	病程/d，$\bar{x}\pm s$	突出节段/例		
		男	女				L4-5	L5-S1	L4-S1
干预组	35	12	23	37.77±7.63	25.67±2.95	83.68±69.01	22	9	4
对照组	34	13	21	37.88±7.59	26.31±3.81	81.38±66.21	20	9	5
t		0.34		−0.06	−0.44	0.14	−0.42		
p		0.738		0.952	0.660	0.888	0.676		

（二）两组患者治疗前后脊柱-骨盆矢状面参数比较

如表5-10所示，治疗前两组患者骨盆侧倾（$t=-0.42$，$p=0.873$）、腰椎前凸

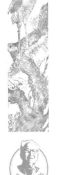

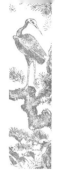

角($t=-2.32$,$p=0.892$)、骨盆倾斜角($t=1.33$,$p=0.770$)、骶骨倾斜角($t=1.77$,$p=0.763$)、骨盆入射角($t=2.78$,$p=0.896$)、矢状面垂直轴($t=-0.31$,$p=0.732$)组间比较差异均无统计学意义。与本组治疗前比较,治疗后两组患者骨盆侧倾、矢状面垂直轴均减小,干预组治疗后腰椎前凸角增大($p<0.01$)。治疗后组间比较,干预组在改善骨盆侧倾($t=-5.55$,$p<0.001$)、矢状面垂直轴($t=-4.25$,$p<0.001$)方面优于对照组。

表5-10 两组腰椎间盘突出症患者治疗前后脊柱-骨盆矢状面参数比较($\bar{x}\pm s$)

组别与统计量	阶段	例数	骨盆侧倾/mm	腰椎前凸角/(°)	骨盆倾斜角/(°)	骶骨倾斜角/(°)	骨盆入射角/(°)	矢状面垂直轴/mm
干预组	治疗前	35	3.1±2.3	38.5±5.6	13.2±7.2	32.4±9.1	46.1±10.3	31.7±9.4
	治疗后	35	0.6±0.5*	42.1±6.3	11.3±6.7	34.3±8.2	45.9±10.7	21.2±4.8*
t			10.56	−6.02	0.70	−0.21	0.66	11.74
p			<0.001	<0.001	0.488	0.835	0.510	<0.001
对照组	治疗前	34	3.2±2.5	38.9±5.9	12.9±7.9	32.1±10.1	45.8±10.9	32.1±9.0
	治疗后	34	1.2±0.3	40.3±6.8	11.8±8.1	34.5±9.2	45.9±11.1	26.3±4.1
t			3.97	−2.41	0.64	−1.13	−11.36	7.95
p			<0.001	0.088	0.566	0.262	0.985	<0.001

注:*表示与对照组治疗后比较,$p<0.01$。

(三)两组患者治疗前后腰椎椎体空间位置变化比较

如表5-11所示,治疗前两组患者L5轴向旋转($t=-0.21$,$p=0.783$)、L5矢量位移(x)($t=0.43$,$p=0.667$)、L5矢量位移(y)($t=0.29$,$p=0.775$)、L4轴向旋转($t=0.15$,$p=0.882$)、L4矢量位移(x)($t=0.03$,$p=0.997$)、L4矢量位移(y)($t=0.45$,$p=0.656$)比较差异均无统计学意义。与本组治疗前比较,干预组治疗后各指标均降低($p<0.01$),而对照组治疗后仅L5轴向旋转、L5矢量位移(x)、L5矢量位移(y)降低($p<0.01$)。治疗后组间比较,干预组患者在L5轴向旋转($t=-0.81$,$p=0.011$)、L5矢量位移(x)($t=-0.94$,$p=0.035$)、L5矢量位移(y)($t=-3.76$,$p<0.001$)、L4轴向旋转($t=-1.3$,$p=0.034$)方面降低较对照组更显著。

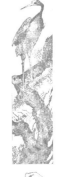

表5-11　两组腰椎间盘突出症患者治疗前后腰椎椎体空间位置变化比较($\bar{x}\pm s$)

组别与统计量	阶段	例数	L5轴向旋转/(°)	L5矢量位移(x)/mm	L5矢量位移(y)/mm	L4轴向旋转/(°)	L4矢量位移(x)/mm	L4矢量位移(y)/mm
干预组	治疗前	35	3.1±2.3	8.9±5.2	24.3±5.2	4.4±3.4	14.9±6.3	28.8±9.7
	治疗后	35	1.3±0.9*	6.5±2.7*	17.3±7.8*	2.1±1.9*	9.9±7.1	22.1±8.2
	t		12.28	6.44	8.12	15.95	9.28	10.31
	p		<0.001	<0.001	<0.001	<0.001	<0.001	<0.001
对照组	治疗前	34	3.2±2.2	8.5±5.8	23.9±5.8	4.3±3.0	13.9±6.2	27.8±8.2
	治疗后	34	1.8±1.4	6.9±4.1	19.9±7.8	3.9±2.3	12.8±7.2	25.7±8.8
	t		4.87	5.87	6.00	2.15	1.89	24.70
	p		<0.001	0.001	<0.001	0.056	0.124	0.782

注：*表示与对照组治疗后比较，$p<0.05$。

（四）两组患者治疗前后不同时间VAS评分、ODI评分比较

如表5-12所示，两组患者治疗前和治疗2周时VAS评分、ODI评分差异均无统计学意义（$p>0.05$），治疗4周后干预组VAS评分、ODI评分均低于对照组（$p<0.05$）。与本组治疗前比较，治疗2周时干预组患者VAS评分（$t=14.89$，$p<0.001$）、ODI评分（$t=50.77$，$p<0.001$）和对照组VAS评分（$t=15.19$，$p<0.001$）、ODI评分（$t=52.64$，$p<0.001$）均降低。治疗4周后，干预组VAS评分（$t=11.44$，$p<0.001$）、ODI评分（$t=40.51$，$p<0.001$）和对照组VAS评分（$t=9.70$，$p<0.001$）、ODI评分（$t=20.75$，$p<0.001$）均较治疗2周后显著降低。

表5-12　两组腰椎间盘突出症患者治疗前后不同时间VAS评分、ODI评分比较($\bar{x}\pm s$)

组别与统计量	例数	VAS评分/分			ODI评分/%		
		治疗前	治疗2周	治疗4周	治疗前	治疗2周	治疗4周
干预组	35	6.88±1.75	3.42±0.82*	2.43±0.92*	69.25±6.46	39.33±5.43*	19.32±3.98*
对照组	34	6.76±1.81	3.89±1.31*	3.11±0.78*	68.77±7.21	43.22±6.33*	24.91±5.44*
t		0.64	0.13	1.43	0.14	1.54	2.48
p		0.526	0.127	0.032	0.543	0.241	0.029

注：VAS，疼痛视觉模拟评分；ODI，Oswestry功能障碍指数问卷表。*表示与本组前一时间点比较，$p<0.001$。

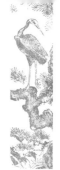

四、讨论

腰椎间盘突出症属于典型的脊柱筋骨病损,其病变的基础虽为椎间盘髓核的突出,但实质是腰椎力学平衡受到破坏,导致筋骨力学失衡出现腰椎失稳,即"骨错缝、筋出槽"。《医宗金鉴·正骨心法要旨》云,"若脊椎筋隆起,骨缝必错,则不可能俯仰",说明引起"骨错缝"的重要原因是"筋出槽",其日久可影响至骨并引起骨关节的空间位置或功能异常,从而影响人体脊柱关节正常的功能活动。从影像学角度看腰突症的"骨错缝",我们认为是指人体脊柱–骨盆矢状面参数及腰椎椎体空间位置的异常改变。本研究中的魏氏二步七法手法是魏氏伤科经典特色治疗手法,是在魏氏伤科对腰椎间盘突出症独特病理认识即"腰骨垫膜筋"失衡基础上创立的筋骨并重特色手法。与常规推拿手法相比,魏氏二步七法手法操作注重健侧与患侧同时兼顾恢复筋骨平衡的整体观,善于通过局部与整体的筋骨协同运动来改善椎间盘与受压的神经根之间的位置关系,减轻椎间盘及受压神经根的压力、张力,进而快速改善患者临床症状。

EOS是近年来逐渐应用的影像新技术,是目前最为有效的无创性脊柱关节检查方法。有研究发现,脊柱–骨盆矢状面参数与腰椎间盘突出症密切相关,且与其临床症状和预后也有关联。其中,矢状面垂直轴和腰痛症状有较强的相关性,是反映腰椎矢状面平衡的重要指标,正常我国中青年人范围为 $0 \sim 2.5$ cm;腰椎前凸角是反映腰椎平衡的一个重要参数,正常范围为 $30° \sim 50°$。骨盆入射角对L5/S1椎间盘突出程度有重要影响,骨盆入射角值小决定了腰椎前凸角和骶骨倾斜角亦较小,L5/S1椎间盘退行性变程度与腰椎前凸角、骶骨倾斜角呈负相关,与骨盆倾斜角呈正相关。本研究脊柱–骨盆三维影像学检测结果显示,治疗后两组患者骨盆侧倾、矢状面垂直轴均低于本组治疗前,干预组治疗后腰椎前凸角增加,且干预组较对照组在改善骨盆侧倾、矢状面垂直轴方面疗效更佳;在腰椎椎体空间位置变化方面,干预组患者在L4、L5轴向旋转和L5矢量位移优于对照组。另外,本研究用VAS疼痛量表评价魏氏二步七法手法对疼痛的作用,用ODI评分评价患者腰部功能恢复情况,结果显示魏氏二步七法手法和常规推拿手法均可有效缓解腰椎

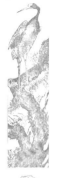

间盘突出症患者疼痛及躯体功能障碍,且治疗组在治疗4周后效果优于对照组。以上结果提示魏氏二步七法手法较常规推拿手法在改善脊柱-骨盆平衡方面具有一定优势,因此改善脊柱-骨盆平衡可能也是魏氏二步七法手法治疗腰椎间盘突出症疗效优于常规推拿手法的原因之一。

本研究基于EOS技术仅研究观察了魏氏二步七法治疗腰椎间盘突出症的短期影像学参数变化,而对于中、长期影像学参数变化尚未开展研究,未来将进一步研究分析魏氏二步七法手法对腰椎间盘突出症患者中长期影像学参数影响以及与临床疗效的相关性,以期为临床手法治疗腰椎间盘突出症临床评估提供影像学依据。

参考文献

[1] LEE J H, SHIN K H, BAHK S J, et al. Comparison of clinical efficacy of transforaminal and caudal epidural steroid injection in lumbar and lumbosacral disc herniation: A systematic review and meta-analysis[J]. Spine J, 2018, 18(12):2343-2353.

[2] OVERDEVEST G M, PEUL W C, BRAND R, et al. Tubular discectomy versus conventional microdiscectomy for the treatment of lumbar disc herniation: long-term results of a randomised controlled trial[J]. J Neurol Neurosurg Psychiatry, 2017, 88(12):1008-1016.

[3] 赵继荣, 李玮农, 朱换平, 等. 手法治疗腰椎间盘突出症临床研究进展[J]. 中医药学报, 2022, 50(4): 103-108.

[4] 刘涛, 谢贤斐, 张昊. 魏氏伤科传统手法作用初探[J]. 中医文献杂志, 2018, 36(2): 36-38.

[5] 胡劲松, 李飞跃. 论魏氏伤科理筋手法之补泻[J]. 中国中医骨伤科杂志, 2014, 22(7): 67-68.

[6] 胡劲松, 奚小冰, 万世元, 等. 魏氏传统手法及蒸敷方治疗腰椎间盘突出症的临床观察[J]. 中国中医骨伤科杂志, 2015, 23(9): 8-11.

[7] GARG B, MEHRA N, BANSAL T, et al. EOS imaging: Concept and current applications in spinal disorders[J]. J Clin Orthop Trauma, 2020, 11(5):786-793.

[8] GILLE O, SKALLI W, MATHIO P, et al. Sagittal balance using position and orientation of each vertebra in an asymptomatic population[J]. Spine (Phila Pa 1976), 2022, 47(16): E551-E559.

[9] 中华医学会骨科学分会脊柱外科学组, 中华医学会骨科学分会骨科康复学组. 腰

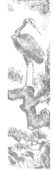

椎间盘突出症诊疗指南[J]. 中华骨科杂志, 2020, 40(8)：477-487.

[10] 李飞跃. 魏氏伤科治疗学：治伤手法、导引疗法及用药[M]. 上海：上海科学技术出版社, 2015：236-242.

[11] 房敏, 王金贵. 推拿学[M]. 5版. 北京：中国中医药出版社, 2021：203.

[12] MILLER M D, FERRIS D G. Measurement of subjective phenomena in primary care research：the Visual Analogue Scale[J]. Fam Pract Res J, 1993, 13(1)：15-24.

[13] HACKENBERG L, SCHÄFER U, Micke O,et al. Radiotherapy for pain in chronic, degenerative low back pain syndrome：results of a prospective randomized study[J]. Z Orthop Ihre Grenzgeb, 2001, 139(4)：294-297.

[14] 范志勇, 郭汝松, 李振宝, 等. 基于"骨错缝、筋出槽"理论探讨林氏正骨推拿治疗腰椎间盘突出症的核心技术规范[J]. 上海中医药杂志, 2016, 50(9)：11-14.

[15] 薛彬, 李飞跃, 王玮, 等. 魏氏伤科"悬足压膝"手法的运动学规律和机制研究[J]. 中国中医骨伤科杂志, 2016, 24(10)：5-8.

[16] 胡东, 宁旭. 脊柱-骨盆矢状面参数与腰椎椎间盘突出相关性研究进展[J]. 脊柱外科杂志, 2020, 18(1)：64-67, 72.

[17] HU Z, MAN G C W, YEUNG K H, et al. 2020 Young investigator award winner：Age- and sex-related normative value of whole-body sagittal alignment based on 584 asymptomatic Chinese adult population from age 20 to 89[J]. Spine (Phila Pa 1976), 2020, 45(2)：79-87.

[18] 刘辉, 希腊本大, 郑召民, 等. 腰椎间盘退变与脊柱-骨盆矢状面平衡的相关性[J]. 中华医学杂志, 2013, 93(15)：1123-1128.

第六章

魏氏伤科流派特色经验拾萃

第一节　李国衡教授总结魏氏伤科治伤手法学术特色

李国衡教授是我国著名中医骨伤科专家,他年轻时求学沪上中医骨伤科名家魏指薪,潜心钻研、勤奋好学,成为我国著名的魏氏中医骨伤科学术流派的主要传人之一。他在传承魏氏伤科学术的基础上善于整理总结、推陈出新,先后整理出版了《伤科常见疾病治疗法》《魏指薪治伤手法与导引》等伤科专著,全面充实和发展了魏氏伤科注重整体治疗、内外用药、重视手法与导引的治疗体系。他师宗魏学而不拘泥,注重传统疗法与西医学的结合、融会、兼收并蓄,博采众长,对于魏氏伤科的学术有了创造性发展,真正做到了传薪续业,继往开来。为了更好地传承和发展魏氏伤科治伤手法,现将其为魏氏伤科治伤手法所做的主要贡献归纳总结如下。

一、归纳整理魏氏治伤手法

手法,或称手治法,归属于中医骨伤科外治法,伤科手法是指用医者的双手在患者的体表部位做各种不同的动作来检查病情和进行治疗的一种外治方法。魏氏伤科治伤注重手法,手法是魏氏伤科治伤一大特色。魏氏手法广义上包括诊断和治疗手法两种,魏氏治疗手法可分为两大类:一类是应用于软组织的手法;另一类是复位手法(骨折整复、关节脱位复位手法等)和内伤手法。李国衡教授将魏氏伤科手法进行了系统的归纳整理,认为魏氏伤科有"摸、提、拨、拉、晃、推、拿、接、端、按、摩、揉"等12种常用手法,这些手法涵盖魏氏伤科临床检查及治疗常用手法。在临床检查手法操作时,李国衡教授总结提出检查手法操作原则为"轻摸皮,重摸骨,不轻不重摸筋肌",将手法的作用总结为"能触摸其外、测知其内,能拨乱反正、正骨入穴,能使经筋归复常度,能开气窍引血归经";在施行整复手法操作时,李国衡教授则提出手法操作需纯熟轻快,注重气与劲合、劲与力合、力与气合,认为只有气、劲、力三者有机结合才能在手法操作的过程中得心应手,并将手法的具体治疗作用概括为"正骨理筋、拨乱反正,疏通经络、调和气血,祛风散痛、温

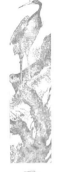

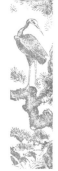

经通络"。

　　针对软组织损伤手法,李国衡教授则在上述手法基础上加以演变衍生变化,总结提出单式手法16种、复式手法18种,且对每种手法都有详细具体的操作要求。比如推法,李国衡教授将从轻重的角度将其详细分为平推、侧推,一般平推较轻,侧推较重。从中医补泻的角度将其分为顺推、倒推,认为顺推为补,逆推为泻。根据不同的肌肉解剖学结构,李国衡教授提出在实施手法时因不同的肌肉解剖学结构而采用不同的操作手法:短阔肌如腰方肌、横突间肌、髂肋肌等应用点、拿、揉法等,长形肌,如骶棘肌、背部筋膜、髂胫束等则要采用推法、抖法;扇形肌,如臀大肌、臀小肌、髂腰筋膜等多应用按、摩、搓、揉等手法。

二、提出手法治疗应辨证施"法"

　　辨证施治是中医诊治疾病的基本原则。有学者认为,辨证施治是审证求因,并针对病因施治的一种临证方法。病邪的性质不同,在体内引起的病变也不同,所以治疗的方法也就不同。李国衡教授提出在手法治疗时也要讲究辨证施法,针对不同的患者采取不同的治疗手法操作步骤。为此,他首次对魏氏伤科治伤手法按人体部位为主进行了成套手法规范编定,如腰部的四步手法、督脉经手法等。同时根据不同疾病,结合复式手法,形成具体治疗手法,具体手法多体现注重局部与整体,兼顾上下左右,颇具特色。在临床实践中,提出手法应用也应辨证施"法",即常法与变法结合,突出因证施法、因人施法灵活有度的治疗方法,其手法真正达到"准确深透,轻重恰当,刚柔并济,辨证施法"的高深境界。李国衡运用的手法既能起到软组织损伤的理筋、骨折以及关节脱位的整复效果,又能促进内伤的理气活血和伤科杂症的康复。比如李国衡教授治疗腰部劳损的手法,以四步手法为基础,针对腰肌劳损最后使用屈髋压膝手法,以使腰肌牵拉放松;腰背部筋膜劳损则应用"对拉法"解除粘连,恢复腰背上下左右平衡;腰臀部筋膜劳损则着重臀腿部位的痛点按揉,以解除粘连痉挛;棘上棘间韧带劳损则加强痛点点揉时前屈后伸并屈髋压膝,使棘上、棘间韧带充分伸展;髂腰韧带劳损则在站立位用旋转扭动的同时作按揉和推擦。总之,李国衡教授认为在具体手法应用时应知常达变，因人、因病而异，选择合适的治疗手法。

三、提出手法操作"点、面、线"结合

李国衡教授在《魏指薪治伤手法与导引》一书中明确提出治伤手法操作要诀应"点、面、线"结合，这是对魏氏伤科手法操作要求的形象概括。其既重点突出，又兼顾整体，突出了魏氏伤科软伤治疗手法的特点。

"点"主要指穴位、压痛点，没有常规的固定位置，随病处和压痛点而取得阿是穴。临诊李国衡教授强调检查主要压痛点的手法处理，如神经根型颈椎病，患者常述颈项强深重、臂痛、乏力或手部麻木，酸胀或眩晕等症状。医者根据其患者所述，检查时重点在颈项及肩背部仔细寻找压痛点（如前斜角，胸锁乳突肌起、止点，冈上、下肌及肩胛提肌、棘上或棘突旁），治疗上主要通过点、按等强刺激手法消除压痛点。因此，"点"上的治疗重在"消"。

"线"主要指经络或肌纤维走向，是指这一点到那一点之间的连线，具有连贯相通的意思。在临床上李国衡教授提出手法操作注意"线"的操作，是对魏氏手法循经治疗特色的发展。其突出之处是重在疏通经络、平衡阴阳。临床多以推、抖手法操作，既要求手法实施流畅、衔接顺畅，更强调手法有轻有重，有缓有急，层次分明，重点突出。因此，"线"上手法的治疗重在"通"。

"面"是指某一病变部位区域。李国衡教授认为在对伤病治疗过程中仅对某点某线的治疗仍然不够，应对病变或痛点所处区域较大面积的皮肤、肌肉、筋膜、肌肉间隙交接处的结缔组织的等进行放松类手法治疗。在临床上如有明显的压痛点，必然在压痛点周围的筋肉也相应受累。就其解剖结构上讲，一块肌肉或一束肌纤维，或肌肉的起、止点在某一点受损，可以反射性地引起同一组织的其他部位痉挛和疼痛。如果这些部位的肌肉、筋膜得不到松弛，经络阻塞，则势必影响缓解压痛点的疼痛。因此，"面"上手法的治疗重在"松"。

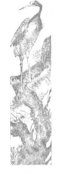

第六章　魏氏伤科流派特色经验拾萃

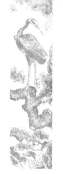

四、提出平衡施法

《内经》强调整体的"阴阳匀平",这样才是健康的"平人",只有"阴平阳秘",才能使得"精神乃治"。如果整体阴阳失调,机体便为病理状态,或阴盛阳衰,或阳盛阴衰;倘若进而阴阳离决,平衡完全打破,机体就会死亡,即所谓"阴阳离决,精神乃绝"。因此,人体维持正常的生理机能必须要保持阴阳平衡,气血调和。就伤科证情而言,无论骨折、内伤、脱位、伤筋,其病机总不离"气血失和,阴阳失衡"。

李国衡教授在全面继承魏氏伤科治伤手法的基础上,认为治伤之法本于平衡而守于平衡,平衡是人体生理功能正常的标志。他提出在魏氏手法操作过程中要着眼于平衡,求于平衡,恢复平衡是魏氏伤科手法治疗的目标,即衡则康,不衡则疾。故李国衡教授治伤手法突出强调平衡施法,注重病损局部与整体手法操作的配合应用,如治疗腰椎病除腰部手法应用外,同时配合背部、尾骶及臀腿部手法操作,治疗颈椎病则注重配合手臂、上背部手法操作,进而通过手法达到机体上下左右平衡。同时,依病情不同,尚有病在上取之下、病在下取之上,病在左取之右、病在右取之左的手法应用变化,已达到手法后机体上下、左右平衡的目的。石氏伤科作为上海地区另一家著名的中医骨伤科流派,治伤手法亦讲求平衡施法的重要性。近来,他们在继承石筱山、王子平伤科学术思想的基础上形成了"脊柱平衡"疗法的规范化技术方案,防治特发性脊柱侧凸症的脊柱平衡手法和导引术,防治颈腰椎疾病的整颈、腰三步九法及施氏十二字养生功,这些技术目前正作为中医药适宜技术在全国推广。

由此可见,魏氏伤科、石氏伤科在追求人体的"平衡"上是高度吻合的。

五、小结

目前有学者认为,中医骨伤科治伤手法应更多专注于中医、自然医学等非手术疗法研究运用,融合经典中医和现代医理,以中医手法为基础,整合现代解剖学、生理学、病理学、生物力学,针对不同证候人群进行系统个性化调整,以达到标本兼治,起效迅速临床效果。手法作为魏氏伤科特色治疗方法,奠基于魏氏伤科魏指薪,系统形成于魏氏伤科第二十二代传人李国衡。为更好地继承和发扬魏氏伤科手法治疗特色,魏氏伤科第二十三代、第二十四代以及第二十五代传人积极秉承传承、发展、创新的理念,依托上海市海派中医——魏氏伤科传承研究工作,已开展了魏氏伤科传手法的传承和临床研究,先后发表多篇学术论文,初步系统阐释了魏氏伤科特色手法治疗作用机理及机制,丰富了魏氏伤科传统治伤特色手段的理论和实践研究。

参考文献

[1] 李国衡.伤科手法应用若干问题[J].中国骨伤,2004,17(4):194-195.

[2] 胡劲松,李飞跃.论魏氏伤科理筋手法之补泻[J].中国中医骨伤科杂志,2014,22(7):67-68.

[3] 李国衡.魏指薪治伤手法与导引[M].上海:上海科学技术出版社,1982.

[4] 王瑞华,董国力.论中医的辨证施治与遣方用药[J].中国当代医药,2010,17(14):75.

[5] 邓月娥.中医养生中庸思想探讨[J].北京中医药大学学报,2012,35(6):370-372.

[6] 李飞跃.魏氏伤科李国衡[M].北京:人民卫生出版社,2008.

[7] 施杞工作室.施杞学术经验撷英[M].上海:上海中医药大学出版社,2010:409-420.

[8] 张冲,陈一鑫.韦贵康教授医学手法之特色[J].中国中医骨伤科杂志,2017,25(7):67-69.

第二节　李国衡教授治疗腰痹病特色经验

李国衡教授,师承魏氏伤科魏指薪教授,系魏氏伤科第二十二代代表性传承人,生前为全国名老中医药专家、全国首批名老中医药专家学术经验继承工作指导老师。李国衡教授长期从事中医骨伤科专业,临证善以中药内服外用及手法、导引治疗。为了更好地继承发扬李国衡教授治伤经验,笔者回顾性研究其腰部治伤门诊病案104例,对于腰部治伤用药规律进行统计学研究,归纳总结李教授在腰部治伤方面用药特点及组方规律,从而进一步为魏氏伤科学术思想提供参考依据。

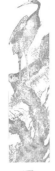

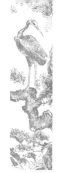

一、资料与方法

（一）一般资料

病案来源于2000年7月至2005年9月李国衡教授门诊，共收集病案104例，其中，男性48例、女性56例，年龄26~93岁；病案中第一诊断主要为腰椎间盘突出、腰椎退变（退行性骨关节炎）、腰椎椎管狭窄、骨质疏松症、腰椎滑脱、腰椎骨折、腰肌劳损等。

（二）纳入标准

本研究的纳入标准是：①病案中主诉以腰部类疾病为第一主诉；②多次复诊，取其首次处方纳入；③病案资料完整，具体方药明确。

（三）排除标准

本研究的排除标准是：①病案首诊中无腰部类疾病主诉而复诊中腰部类疾病为第一主诉；②无内服中药治疗者。

二、数据处理

（一）数据规范化

由于病案均为李国衡教授门诊口述，学生记录而保存下来的Word资料，存在错别字、同种药物有不同表述等问题，因此首先对信息进行预处理。消除中药药名描述的多样性的影响，首先在输入系统时需要对中药药名进行规范，参照《中药学》，如："参三七"统一为"三七"，"当归身"统一为"当归"，"川军"统一为"大黄"，"枣仁"统一为"酸枣仁"等。

（二）数据量化

将数据库中的中药字段采用二值量化处理，将每一味药物作为一个统计变量，药物按"有＝1，无＝0"赋值。

（三）数据录入

采用Excel 2010进行数据整理录入，最后经审核校对与原始病例一致。

（四）统计方法

采用SPSS 19.0进行数据统计分析与处理。首先对纳入病案的中药进行频数分析,从而选出高频药物,继而将高频药物进行分层聚类分析。

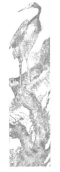

三、结果

(一)常用中药的频次分析

本次研究选用处方数104张,应用中药117味。其中中药使用频次小于等于3次为58味,使用频次小于10次为77味,使用频次大于15次为32味,此32味中药使用频次及频率结果列于表6-1。

表6-1　中药使用频次表(处方数104,中药32味)

中药	频次	频率/%	中药	频次	频率/%
生甘草	101	97.11	川断肉	35	33.65
当归	84	80.77	桑寄生	33	31.73
白芍	78	75.00	山萸肉	29	27.88
川牛膝	76	73.08	生地	27	25.96
丹参	70	67.31	炒楂曲	26	25.00
合欢皮	64	61.54	鹿衔草	26	25.00
延胡索	60	57.69	女贞子	24	23.08
山药	58	55.77	土鳖虫	23	22.12
茯苓	57	54.81	谷麦芽	22	21.15
杜仲	53	50.96	生薏苡仁	20	19.23
白术	51	49.04	杭甘菊	19	18.27
孩儿参	50	48.08	制首乌	17	16.35
大枣	47	45.19	炒酸枣仁	16	15.38
陈皮	47	45.19	夜交藤	15	14.42
枸杞子	43	41.35	丹皮	15	14.42
川芎	41	39.42	楮实子	15	14.42

(二)常用中药的聚类分析

根据上述频次分析结果,选取使用频次在15次以上的中药共32味,进行聚类分析,聚类树形图见图6-1,聚类结果表见表6-2。

147

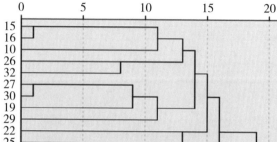
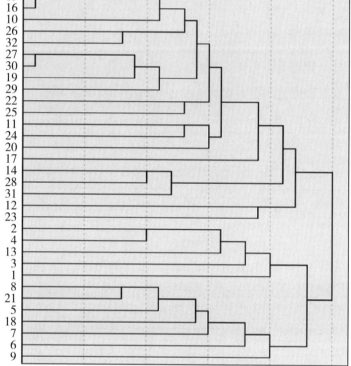

注：使用平均联接（组间）的树状图重新调整距离聚类合并。

图6-1 常用中药的聚类分析树形图

表6-2 聚类分析分层结果

分类	中药味数	中药
Ⅰ类	7	合欢皮、延胡索、丹参、川牛膝、白芍、当归、生甘草
Ⅱ类	5	陈皮、茯苓、孩儿参、山药、白术
Ⅲ类	20	楮实子、丹皮、夜交藤、炒酸枣仁、制首乌、杭甘菊、生薏苡仁、谷麦芽、土鳖虫、女贞子、鹿衔草、炒楂曲、生地、山萸肉、桑寄生、续断、川芎、枸杞子、大枣、杜仲

结合图6-1和表6-2可知，通过对32味常用中药进行聚类分析，主要得出3类结果：第一类以活血药为主；第二类以健脾药为主；第三类以补肝肾药为主。

四、讨论

腰者,要也。《中国医学大辞典》云:"身体两侧空处,有肋骨髁骨之间者,统称为腰,以其屈伸之关要,故名。"历代医家对于腰部的脏腑认识,主要集中于肾肝脾三脏。首先,腰者肾之府,主骨生髓,为先天之本;肾之精气充足与否直接影响腰部。《丹溪心法》谓:"腰者,肾之外候,一身所恃以转移阖辟者也。盖诸经皆贯于肾,而络于腰脊。"因此腰部与肾脏关系最为密切。其次,肝主筋藏血,《素问·长刺节论》言:"病在筋,筋挛节痛,不可以行。"肝血充盈,能够濡养筋脉,反之则出现筋脉疼痛、挛缩麻木等症,且肝肾同源。最后,脾为后天之本,主四肢,李杲云:"形体劳役则脾病,脾病则怠惰嗜卧,四肢不收,大便泄泻。"但不同的医家对于腰部治伤的辨证选药有着不同的侧重点。

富阳张氏骨伤用药治疗多"病从肝治、病从血治",偏用牛膝、当归、穿山甲等活血肝经药为主。浙江顾氏伤科腰部治伤重调气机,讲究"以气帅血",方中多用陈皮和当归,且善用腰部引经药杜仲。邓晋丰教授对于腰椎间盘突出症主张"从肾论治",认为该病"肾虚为本",其用药以熟地黄、巴戟天、骨碎补、杜仲为多。施杞教授传承"以气为主,以血为先"的石氏伤科学术精髓,主张益气化瘀补肾法治疗,以圣愈汤、身痛逐瘀汤为基本方药,辨证加减。劳氏伤科认为湿邪阻络是本地区民众罹患腰椎间盘突出症的主要病机,故治疗以抗风湿药、补益药及活血化瘀药为主,善用威灵仙、狗脊、补骨脂等药物。陆氏伤科从祛风湿、通经络、活血止痛治疗入手,自拟羌活蠲痹汤为主随症加减。

从聚类分析表6-1可得,李老使用中药频次大于15次的32味中药中,其药物归经主要为肝经、脾经和肾经;其中药按功效主要分为活血类(合欢皮、延胡索、丹参、川牛膝、白芍、当归、丹皮、川芎)、健脾类(陈皮、茯苓、孩儿参、山药、白术、生薏苡仁、谷麦芽、炒楂曲、大枣、生甘草)、补肝肾类(楮实子、制首乌、土鳖虫、女贞子、鹿衔草、生地、山萸肉、桑寄生、续断肉、枸杞子、杜仲)三大类,并有少量安神类(夜交藤、炒酸枣仁、合欢皮)及其他(杭甘菊)。

根据聚类分析表6-2结果,第一类有合欢皮、延胡索、丹参、川牛膝、白

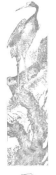

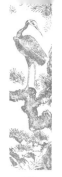

芍、当归、生甘草共计7味中药;这一类组合去除生甘草及合欢皮,为魏氏复方四物汤的组成(熟地、白芍、当归、川芎、丹参、乌药、延胡索、川牛膝)。明代医家刘忠厚曾指出,"损伤一证,专从血论","宜先逐瘀血,通经络,和血止痛,然后调养气血,补益胃气,无不效也";清代钱秀昌《伤科补要》中云,"夫跌打损伤,坠堕磕碰之证,专从血论"。由此可见,李老对于腰部治伤选药,擅先从血治,并以魏氏复方四物汤为基础进行加减,从而达到调理气血作用。第二类有陈皮、茯苓、孩儿参、山药、白术5味中药;这一类组合主要为异功散组成(人参、白术、茯苓、陈皮、甘草)。"治伤勿忘健脾"是魏氏伤科的名言,这一名言贯穿于伤科治疗。李教授也提出了伤科损伤的早中晚期治疗时需注意调摄脾胃的观点。损伤初期活血化瘀,调治脾胃重在健脾理气;损伤中期和营生新,调治脾胃重在补脾益胃;损伤后期补益肝肾,调治脾胃重在和胃调中。第三类20味中药,大多为补肝肾药物,结合聚类分析树形图,可知生地、丹皮、山萸肉属于六味地黄丸组成部分;楮实子、桑寄生、续断、枸杞子、杜仲则属于健脾滋肾汤(黄芪、党参、白术、茯苓、黄精、杜仲、续断、楮实子、枸杞子、女贞子、千年健、生牡蛎)组成部分,李老认为该方可用于治疗"骨痿""骨痹",即现代医学之骨质疏松症。

通过对李国衡教授腰部治伤用药聚类分析研究,发现李老对于腰部治伤用药多归经于肝、脾、肾三经,并着重从活血化瘀、补气健脾、补肝肾三方面配伍组方;魏氏复方四物汤、异功散、六味地黄丸、魏氏健脾滋肾汤是李老腰部治伤用药的基本方,这一学术思想同魏氏伤科"气血为要,筋骨并重;肝肾为重,调摄脾胃"的基本治伤学术思想是一脉相承的。并且合欢皮、炒酸枣仁和夜交藤的应用,体现出李老在治伤方面重视情志的调节,即形神同治。

通过本次回顾性研究,为李国衡教授临床用药经验和学术思想的总结提供了依据。本研究不足之处在于样本量偏少,从而不能进行腰部疾病再分类研究。在今后的研究中,可进一步探究李老在伤科不同病位或者特定疾病的治伤用药经验,更加深入全面地挖掘和继承李国衡教授治伤学术思想。

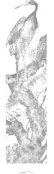

参考文献

[1] 高学敏.中药学[M].北京：中国中医药出版社,2010.

[2] 赵睿晞.方证数据挖掘分析张氏骨伤对腰椎间盘突出症的辨证用药规律[J].陕西中医药大学学报,2016(6)：44-46.

[3] 赵睿晞.方证数据挖掘分析张氏骨伤对腰椎间盘突出症的辨证用药规律[J].陕西中医药大学学报, 2016, 39(6)：44-46.

[4] 沈钦荣、颜夏卫、王敏龙,等.顾氏伤科用药经验探析[J].浙江中医杂志,2016, 51 (10)：711-712.

[5] 何嘉健.邓晋丰教授从肾论治腰椎间盘突出症中药用药总结与分析[D].广州：广州中医药大学,2015.

[6] 许金海、王晶、叶洁,等.基于数据挖掘的施杞教授治疗腰椎间盘突出症用药经验分析[J].上海中医药大学学报, 2012, 26(6)：56-62.

[7] 吕德春、谢先霞.劳氏伤科治疗腰椎间盘突出症用药规律的聚类分析[J].中医正骨, 2012, 24(5)：70-72.

[8] 黄骏、程少丹、张天伟,等.陆氏伤科治疗腰椎间盘突出症经验探析[J].中国中医骨伤科杂志, 2011, 19(3)：59-60.

[9] 李飞跃、奚小冰.李国衡治伤经验撷萃[J].中华中医药杂志, 2008, 23(10)：892-895.

[10] 奚小冰.李飞跃治伤经验初探[J].上海中医药杂志, 2014,48(6)：16-17.

[11] 李国衡著,李飞跃整理.李国衡学术论文集[M].上海：上海世界图书出版公司,2015.

[12] 李飞跃.魏氏伤科治疗学：治伤手法、导引疗法及用药[M].上海：上海科学技术出版社,2015.

[13] 胡劲松.魏氏伤科李飞跃学术经验集萃[M].北京：科学出版社, 2017.

第三节　李飞跃教授治疗腰椎间盘突出症特色经验

腰椎间盘突出症是临床常见病,具有发病率高、迁延反复的特点。采用非手术方法治疗腰椎间盘突出症疗效确切,其中中医药疗法应用较为广泛。李飞跃教授是魏氏伤科疗法代表性传承人,从事中医骨伤科临床、科研及教学工作近40年,在采用中医药疗法治疗中医骨伤科疾病方面积累了丰富的经验。本文总结了李教授基于"气血失调"和"筋骨失衡"理论诊治腰椎间盘突出症的经验,以期为临床诊治该病提供新的思路。

一、病因病机

(一)气血失调是其本

《黄帝内经》中所载的气血理论奠定了中医骨伤科生理学和病理学的基础。《素问·调经论》云:"人之所有者,血与气耳……血气不和,百病乃变化而生。"《景岳全书》曰:"凡为七窍之灵,为四肢之用,为筋骨之柔和,为肌肉之丰盛,以及滋脏腑、安神魂、润颜色、充营卫,津液得以通行,二阴得以调畅,凡形质所生,无非气血之也。"《寿世保元》谓:"人生之初,具此阴阳,则亦具此气血;所以得全生命者,气与血也;血气者,人身之根本也。"机体抗拒外邪、百节屈伸活动皆依赖于气血的充养。

李教授认为,腰椎间盘突出症病因病机错综复杂,脏腑气血虚损、气滞、瘀血、跌扑闪挫、风寒湿外邪等都可以导致腰痛,但其根本病因在于气血失调。中医诊治骨伤科疾病时重视和强调人体气血的变化,认为气血是中医骨伤科疾病辨证的关键。久坐、久站、长期弯腰等过度劳累都可导致脏腑气血虚损、筋骨失养;而气滞、瘀血、跌扑闪挫、风寒湿外邪等阻滞体内气血正常运行,造成气血运行失调。正如《素问·举痛论》曰:"经脉流行不止、环周不休,寒气入经而稽迟,泣而不行,客于脉外则血少,客于脉中则气不通,故卒然而痛。"寒气客于经脉之内外,既可导致气滞血瘀,不通而痛;亦可导致气虚血少,不荣而痛。《素问·痹论》曰:"荣者,水谷之精气也……卫者,水谷之悍气也……逆其气则病,从其气则愈,不与风寒湿气合,故不为痹。"

李教授指出,腰椎间盘突出症是人体脏腑气血失调的外在反映。肝藏血,血养筋,肝血充盛,则筋力强健;脾为气血生化之源,主肌肉生长和运动;肾主骨而藏精,肾气充则骨坚而立。肝、肾、脾功能异常造成人体气血失调,骨骼痿软无力,肌肉疲惫,进而出现疼痛、活动不利、乏力、麻木等症状。气血不足又易致风寒湿等外邪乘虚而入,骨骼痿软、肌肉无力则使机体易出现闪挫、劳损等。风寒湿邪、跌扑闪挫等都可造成经脉瘀滞,气血流通不畅,形成瘀滞不通的短暂病程。正如《外科证治全书·论痛》曰:"诸痛皆由气血瘀滞不通而致。"李教授认为,气血失调,阻于腰间,则可令人腰痛;若阻于下肢

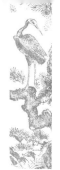

经络之间,下肢气血运行失畅,则可产生下肢麻木。此外,部分患者常有跌扑闪挫病史,离经之血瘀蓄积腰臀,若遇寒湿之邪,则气机阻滞,寒湿、瘀血两邪胶着,使得疼痛愈加明显,病情更为缠绵。因此,李教授强调气血失调是腰椎间盘突出症的病机之本,在临床诊治腰椎间盘突出症时应审证求因,尤重气血,标本兼顾。

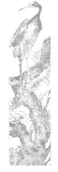

(二)筋骨失衡是其标

整体恒动观是中医学的核心理论。中医学理论认为,人体是一个有机联系的整体,各系统互相依存,共同维持机体平衡,而筋骨平衡对维持人体脊柱正常功能至关重要。筋骨理论是中医骨伤科学的重要理论,亦是中医学理论体系中的瑰宝。《灵枢·经脉》中"骨为干,脉为营,筋为刚,肉为墙"的论述,明确指出了筋骨之间相互依存、互为根本的动态平衡关系。《素问·痿论》中"宗筋主束骨而利关节也"的论述,阐明了"筋束骨、骨缚筋"的平衡统一观。《素问·生气通天论》"骨正筋柔,气血以流,腠理以密"与《素问·脉要精微论》"骨者髓之府,不能久立,行则振掉,骨将惫矣"的论述,均阐述了"骨正筋柔"的筋骨平衡状态对于维持人体气血调和、脊柱关节正常生理功能的重要性。

《医宗金鉴·正骨心法要旨》曰:"骨肉相连,筋可束骨……诸筋从骨,连续缠固,手所以能摄,足所以能步,凡阙运动,罔不顺从。"生理状态下,筋骨连接形成统一的人体支撑系统,筋与骨处于动态平衡状态,即"筋骨平衡";反之,筋与骨的力学平衡失调,则会引起诸如腰椎间盘突出症等以损伤、退行性病变为主的慢性筋骨疾病。临床研究显示,90%以上的腰痛与腰部肌群、腰椎间关节的"筋骨平衡"异常有关。李教授认为,腰椎间盘突出症与筋骨关系密切。腰部的筋包括腰部肌肉、韧带、椎间盘、髓核、血管、神经等;骨及骨关节,包括腰椎椎体、关节突关节,具有奇恒之腑而属性。筋附着于骨,二者共同在维持脊柱生物力学平衡方面发挥着重要作用。筋伤会引起关节失稳、失养、活动异常等,久之则出现劳损性病变;骨伤则筋无所张、失用,进而出现"筋弛""筋伤"类病变。腰椎间盘突出症患者出现腰腿疼痛、活动不利,甚至腰椎侧弯等表现,主要是由于筋骨生理平衡被打破,出现筋骨失衡的病理变化,即所谓"筋失衡""骨失位"。筋转而不束骨,脊柱内源性平衡被打破,致使椎小关节空间位置改变,出现关节突关节错缝,进而引发一系列

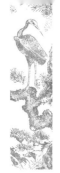

临床症状。隋代医家巢元方尤为推崇"筋骨同治,筋骨并重"的治疗思路,并提出了"筋骨辨证"的理念。李教授立足魏氏伤科筋骨并重的学术观点,结合现代生物力学理论,创造性地提出腰椎间盘突出症"筋骨失衡,筋骨并重"的手法辨证治疗概念,将腰椎间盘突出症的筋骨失衡态归纳为3种形态,即:筋与筋之间的失衡,筋与骨之间的失位,骨与骨之间的错位。因此,李教授在腰椎间盘突出症的诊疗上主张分清筋骨失衡的形态,有针对性地恢复筋骨的内在生物力学平衡,从而恢复脊柱功能平衡。

二、诊疗思路

李教授诊治腰椎间盘突出症,遵循《正体类要》"肢体损于外,则气血伤于内,营卫有所不贯,脏腑由之不和"的思想。认为气血与筋骨构成人体支撑系统,气血畅达是骨正筋柔的前提和基础,而骨正筋柔是气血畅达的必要条件;气血失调可引起气血运行不畅,导致筋骨失养、筋痿骨废,而筋骨失衡则由于筋骨的相对位置和结构紊乱,影响气血运行,进而导致气血失调。针对腰椎间盘突出症"气血失调"的病因病机,李教授注重采用中药物内服调养气血,使脏腑气血调和,同时针对由内、外病邪引动而发,配合补益肝肾、活血化瘀或祛风(寒、热)除湿等治法。在针对腰椎间盘突出症的遣方用药过程中,李教授主张调养气血治其本,尤擅以圣愈汤为基础方加减化裁。圣愈汤出自《医宗金鉴》,由党参、黄芪、白芍、熟地黄、当归、川芎等6味中药组成,具有益气养血活血的功效。方中党参、黄芪既能益气生血,又能益气活血;熟地黄、白芍养血滋阴;川芎、当归养血祛瘀。同时,他主张对于不同的病邪和证候,应结合药物寒、热、升、降、沉、浮等性质有所侧重。以瘀血为主者,应注重疏通,以通治痛,加三七、红花、鸡血藤、土鳖虫、伸筋草等;风寒盛者,应注重温通经脉,加桂枝、细辛、赤芍、白芍、细辛、白芷、独活等;热盛者,加黄柏、防己、秦艽等以凉血通脉;湿甚者,加薏苡仁、厚朴、白术、苍术、陈皮等以化湿行气通脉;肝肾亏虚者,加杜仲、补骨脂、肉苁蓉、怀牛膝、醋乳香、醋没药等补益肝肾、强筋健骨、活血止痛。

魏氏手法与导引是李教授在临床中尤好使用的特色诊疗技术。李教授认为,这两种技术在腰椎间盘突出症的治疗上可起到舒筋调骨,调理气血的作用。他认为腰椎间盘突出症患者早期疼痛剧烈,腰背肌肌张力高,肌肉顺应性下降,筋膜水肿,关节突关节多处于交锁状态,主张采用魏氏督脉经手法缓解肌肉痉挛、消除筋膜水肿,解除关节突关节交锁,进而恢复腰部筋骨力学平衡;中后期因腰背肌长期萎废不用,加之突出节段椎间盘高度下降,阻滞体内气血运行,致使筋骨失养、筋痿骨废,筋骨无法维持正常功能,应该注重恢复腰背部气血正常运行,强调增加腰背肌强度肌力,主张以魏氏二步七法配合撑弓导引、蹬足错胯导引来恢复腰椎筋骨力学平衡。

三、验案举隅

患者,女,53岁。腰痛及右下肢牵制涉疼痛麻木不适半个月。患者既往体健,半个月前无明显诱因出现腰痛及右下肢牵制涉疼痛麻木不适,行走活动受限,不耐久坐,深呼吸及打喷嚏时症状加重。1周前患者在外院行针灸、理疗后,症状无明显改善。体格检查:腰椎无明显侧弯,腰椎前屈45°、后伸15°、左侧屈25°、右侧屈10°,L5-S1棘间压痛,右臀部居髎穴压痛,双侧髋部"4"字试验阴性,左下肢直腿抬高80°、右下肢直腿抬高40°,双下肢伸屈蹬肌肌力Ⅴ级,左侧跟腱反射引出、右侧跟腱反射未引出。舌偏胖,舌色淡,苔薄,脉细。外院腰椎MRI示:L5-S1椎间盘右侧突出。

西医诊断为腰椎间盘突出症,中医诊断为腰痹证(气血亏虚型)。治拟益气养血、荣筋通络止痛,方取圣愈汤加减,药物组成包括黄芪15 g、党参12 g、白术12 g、茯苓12 g、川芎6 g、当归9 g、熟地黄12 g、白芍12 g、鸡血藤15 g、络石藤18 g、川牛膝9 g、怀牛膝9 g、延胡索12 g、甘草3 g,每日1剂,分2次早晚温服,连续服用14 d。服药期间同时以魏氏督脉经手法治疗,每日1次,每次10~15 min,连续治疗14 d。治疗14 d后出院,患者诉腰痛及右下肢牵涉疼痛明显改善,右下肢麻木亦有减轻,舌淡、苔薄,脉沉细。证属气血肝肾不足,经络失养;治拟益气养血荣筋,兼以滋补肝肾;处方药物组成包括黄芪15 g、党参15 g、白术12 g、川芎9 g、当归9 g、熟地黄12 g、炙甘草6 g、络石藤18 g、川牛膝9 g、怀牛膝9 g、鸡血藤15 g、杜仲12 g、桑寄生9 g、续断9 g、菟丝子9 g、大枣3枚,每日1剂,分2次早晚温服,连续服用14 d。同时要求患者继续来我科门诊行魏氏二步七法手法治疗2周,每周治疗2次,另嘱患者循序练习撑弓导引、抱膝导引等加强腰背肌锻炼,锻炼强度以未引发疼痛麻木加重为宜,初期每日2次,每次10~20下,后期可逐渐增加到每日2次,每次20~30下。后患者4周后门诊再次复诊,主诉症状已基本消失,不影响日常生活,嘱其继续行导引功能锻炼,以收全效。

四、研究小结

李教授主张基于"气血失调"和"筋骨失衡"理论诊治腰椎间盘突出症,提出气血失调是腰椎间盘突出症的病因之本、筋骨失衡是其病机之标,在治疗上主张中药、手法、导引联合应用,调理气血治其本、理筋正骨治其标。用药主张将调理气血贯穿始终,并对不同兼邪合以祛风、化痰、清热、化湿等治法,尤擅以圣愈汤为基础方加减化裁;理筋正骨尤重手法、导引,主张三期辨证施治,以魏氏督脉经手法、魏氏二步七法配合撑弓导引、蹬足错胯导引等治疗。李教授基于"气血失调"和"筋骨失衡"理论诊治腰椎间盘突出症疗效显著,其经验值得临床推广。

参考文献

[1] GE C Y, HAO D J, YAN L, et al. Intradural Lumbar Disc Herniation: A Case Report and Literature Review[J]. Clin Interv Aging, 2019, 14, 2295-2299.

[2] ZHONG M, LIU JT, JIANG H, et al. Incidence of Spontaneous Resorption of Lumbar Disc Herniation: A Meta-Analysis[J]. Pain Physician, 2017, 20(1): E45-E52.

[3] SHAVLOVSKAYA O A, ROMANOV I D. The assessment of efficacy and tolerability of the complex therapy of low back pain[J]. Zh Nevrol Psikhiatr Im S S Korsakova, 2020, 120 (7): 63-67.

[4] 中华医学会骨科学分会脊柱外科学组, 中华医学会骨科学分会骨科康复学组. 腰椎间盘突出症诊疗指南[J]. 中华骨科杂志, 2020, 40(8): 477-487.

[5] 中华医学会疼痛学分会脊柱源性疼痛学组. 腰椎间盘突出症诊疗中国疼痛专家共识[J]. 中国疼痛医学杂志, 2020, 26(1): 2-6.

[6] 潘永苗, 叶承锋, 潘金波. 论《黄帝内经》气血理论对中医伤科学发展的影响[J]. 江西中医药, 2012, 43(10): 3-5.

[7] 詹红生. 海派中医石氏伤科[M]. 上海: 上海科学技术出版社, 2016: 2.

[8] 赵常蕾, 刘俊宁, 赵宇, 等. 基于气血理论探讨失神经骨骼肌萎缩的分期辨证论

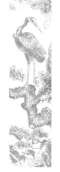

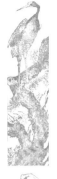

治[J]. 中医正骨, 2022, 34(3): 61-63, 68.

[9] 王人彦, 张杰, 赵睿晰, 等. 骨伤名师张玉柱治疗腰椎间盘突出症的临床经验[J]. 中国中医骨伤科杂志, 2020, 28(2): 80-81.

[10] 沈学强, 姜宏. 姜宏教授辨治巨大游离型腰椎间盘突出症经验介绍[J]. 中国中医骨伤科杂志, 2018, 26(7): 78-80.

[11] 李景虎, 吕立江, 吕智桢, 等. 腰椎间盘突出症从筋骨论治初探[J]. 中医正骨, 2022, 34(6): 50-52.

[12] 吴谦. 御纂医宗金鉴[M]. 太原: 山西科学技术出版社, 2011: 76.

[13] 陈国茜, 申震, 吴佳涛, 等. 从"筋骨并重"理论到"骨筋肉并重"理论的探讨[J]. 中医正骨, 2020, 32(8): 52-56.

[14] BARREY C Y, LE HUEC J C. Chronic low back pain: Relevance of a new classification based on the injury pattern[J]. Orthop Traumatol Surg Res, 2019, 105(2): 339-346.

[15] 徐世望, 徐宇峰, 薛志伟, 等. 腰椎关节错位与腰腿痛的关系[J]. 中医正骨, 2007, 19(3): 21-24.

[16] 程艳彬, 房敏, 王广东, 等. 以"筋骨失衡, 以筋为先"探讨脊柱退化性疾病的推拿治疗[J]. 中华中医药杂志, 2015, 30(10): 3470-3473.

[17] 叶勇, 汤伟, 李里, 等. "筋骨调衡"手法理论溯源与临床应用探讨[J]. 中国中医药信息杂志, 2017, 24(1): 108-109.

[18] 吴虹娇, 吕立江, 吕智桢, 等. 吕立江应用杠杆定位手法治疗腰椎间盘突出症经验探析[J]. 浙江中医杂志, 2022, 57(6): 406-408.

[19] 巢元方. 诸病源候论[M]. 沈阳: 辽宁科学技术出版社, 1997: 173.

[20] 李飞跃. 魏氏伤科治疗学: 治伤手法、导引疗法及用药[M]. 上海: 上海科学技术出版社, 2015: 237.

第四节　李飞跃教授治疗腰椎间盘突出症用药经验

李飞跃教授, 上海市名中医, 海派中医魏氏伤科代表性传承人, 全国第四、五、六、七批名老中医药专家学术经验继承工作指导老师, 在运用魏氏伤科特色中医药治疗腰椎间盘突出症方面具有丰富的临床经验。本研究利用中医传承平台分析其处方中的药物频次、四气五味、归经及药物之间的关联规则, 归纳总结李飞跃教授治疗腰椎间盘突出症的用药特点及规律, 为临床治疗腰椎间盘突出症的用药提供一定的参考。

一、资料与方法

（一）研究对象

本研究通过收集整理李飞跃教授2012年5月至2020年3月于上海交通大学医学院附属瑞金医院伤科门诊或住院经李飞跃教授诊治的腰椎间盘突出症患者病例资料，最终筛选获得腰椎间盘突出症处方354首。

（二）筛选标准

本研究的入选标准如下：①符合国家中医药管理局《中医病证诊断疗效标准》中腰椎间盘突出症的诊断依据、证候分类、疗效评定的内容；②主要治疗方法为中药汤剂；③患者个人信息、四诊及中药处方等信息完整；④排除同时患有其他严重原发性疾病。同时符合上述要求者方能纳入本研究分析。

（三）研究方法

在中医传承辅助平台(V2.5)软件输入筛选后的处方。处方录入前，为确保处方中药的统一性，按照2010年版《中华人民共和国药典》(一部)作统一规范处理分歧名称的同种药物；数据录入后，为确保数据的准确性，请另外2人负责审核；利用研究平台中相关统计分析模块，对中药出现频次、性味、归经及证候、治则治法进行统计。

（四）数据挖掘方法

1.组方规律分析

运用中医传承辅助系统中的"组方规律"功能，参照有关文献以支持度及置信度作为约束条件，分析得出各药物之间的相互关联规则。

2.新处方分析

相关度和惩罚度参照相关文献要求设置，并采用复杂系统熵聚类的核心组合分析法，对用药规律进行深入挖掘，演化得出核心组合药物，并在核心组合药物的基础上通过层次熵聚类方法归纳整理出新的处方。

二、结果分析

（一）药物性味归经统计分析

在354首治疗腰椎间盘突出症处方中，从药物四气来看，温性药物使用

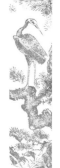

频次最多2 079次,其次平性(1 375次)、寒性(982次)、凉性(752次)、热性(527次);从药物五味来看,甘味使用频次最多(2 291次),其后次为辛味(1 563次)、苦味(1 358次)、酸味(630次)、涩味(115次)、咸味(107次);从药物归经来看,肝经药使用频次最多(1 547次),其后依次为脾经(1 433次)、肾经(1 026次)、胃经(997次)、心经(960次)、肺经(789次)、胆经(534次)、膀胱经(372次)、大肠经(309次)、心包经(278次)、三焦经(104次)、小肠经(78次);从药物具体使用来看,共计使用中药117种,其中使用频次≥30次的药物有44味,其中前3位是川芎、当归、黄芪,见表6-3。

表6-3 李飞跃教授治疗腰椎间盘突出症中处方使用频次≥30次以上药物统计

序号	药物	频次	序号	药物	频次
1	当归	289	23	生地黄	77
2	川芎	283	24	鸡血藤	76
3	黄芪	278	25	山茱萸	75
4	川牛膝	278	26	防己	75
5	白术	276	27	枳壳	67
6	茯苓	273	28	积雪草	66
7	怀牛膝	255	29	牡丹皮	66
8	伸筋草	253	30	赤芍	56
9	地龙	252	31	白芍	50
10	土鳖虫	249	32	丹参	45
11	延胡索	237	33	续断	44
12	络石藤	223	34	淫羊藿	43
13	木瓜	201	35	熟地黄	42
14	薏苡仁	197	36	山药	41
15	厚朴	197	37	透骨草	40
16	党参	201	38	秦艽	35
17	苍术	190	39	香附	34
18	路路通	189	40	独活	33
19	半夏	187	41	猪苓	31
20	陈皮	134	42	菟丝子	31
21	杜仲	137	43	桃仁	30
22	桑寄生	128	44	肉桂	30

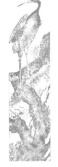

(二)高频药物及关联分析

基于关联规则的方剂组方规律分析,将支持度个数设定为40,置信度为0.8,得到常用药物组12组,包含中药25味,其中使用频次前3的组合分别是当归-川芎、当归-黄芪、黄芪-川芎,见表6-4。使用网络展示模板得到25味中药之间的网络图,见图6-2。药物间关联规则见表6-5。

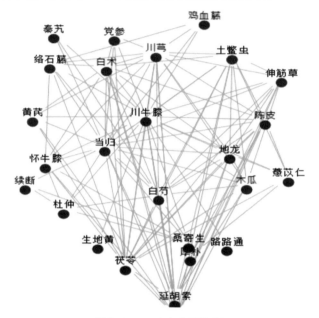

图6-2 25味中药网络图

表6-4 李飞跃教授治疗腰椎间盘突出处方药物组合使用频次(置信度>0.8)

序号	规则	频次	序号	规则	频次
1	当归-川芎	169	29	白术-当归-川芎	89
2	当归-黄芪	166	30	川芎-白芍-当归	88
3	黄芪-川芎	166	31	当归-茯苓-川芎	85
4	党参-当归	159	32	当归-川牛膝-川芎	84
5	白术-茯苓	154	33	党参-当归-川芎	83
6	络石藤-怀牛膝	153	34	当归-伸筋草-川芎	82
7	络石藤-茯苓	152	35	络石藤-怀牛膝-川牛膝	81
8	络石藤-川牛膝	149	36	络石藤-川牛膝-茯苓	80
9	怀牛膝-川牛膝	147	37	川牛膝-怀牛膝-茯苓	79

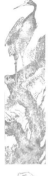

表6-4（续表）

序号	规则	频次	序号	规则	频次
10	党参-川芎	142	38	延胡索-川芎-川牛膝	78
11	地龙-土鳖虫	141	39	延胡索-土鳖虫-川牛膝	59
12	薏苡仁-厚朴	137	40	陈皮-茯苓-川牛膝	55
13	厚朴-陈皮	136	41	陈皮-白术-茯苓	55
14	薏苡仁-陈皮	136	42	厚朴-薏苡仁-陈皮	54
15	党参-茯苓	127	43	薏苡仁-陈皮-厚朴	54
16	党参-川牛膝	126	44	薏苡仁-川牛膝-陈皮	53
17	茯苓-川牛膝	125	45	黄芪-茯苓-川芎	53
18	怀牛膝-茯苓	121	46	川芎-黄芪-川牛膝	52
19	木瓜-川牛膝	119	47	川芎-茯苓-川牛膝	49
20	薏苡仁-川牛膝	119	48	川芎-茯苓-白术	48
21	白术-川牛膝	118	49	川芎-白术-川牛膝	47
22	地龙-川牛膝	107	50	川芎-伸筋草-川牛膝	46
23	伸筋草-川牛膝	106	51	地龙-川牛膝-茯苓	46
24	土鳖虫-川牛膝	106	52	茯苓-地龙-川牛膝	45
25	黄芪-当归-川芎	98	53	茯苓-地龙-白术	40
26	延胡索-当归-川芎	97	54	白术-川牛膝-茯苓	40
27	陈皮-当归-川芎	90	55	延胡索-当归-川牛膝-川芎	40
28	当归-川芎-伸筋草	32			

表6-5 李飞跃教授治疗腰椎间盘突出处方药物组合关联规则（置信度＞0.8）

序号	规则	置信度	序号	规则	置信度
1	当归-川芎	0.984 645 45	29	黄芪-当归-川芎	0.851 851 85
2	党参-当归	0.900 000 00	30	川芎-白芍-当归	0.920 000 00
3	黄芪-当归	0.943 137 25	31	当归-茯苓-川芎	0.909 090 90
4	党参-川芎	0.916 666 66	32	当归-川牛膝-川芎	0.948 717 94
5	川芎-川牛膝	0.931 034 48	33	白术-当归-川芎	0.933 333 33
6	络石藤-怀牛膝	0.814 814 81	34	当归-伸筋草-川芎	0.954 545 45
7	络石藤-茯苓	0.814 814 81	35	络石藤-怀牛膝-川牛膝	0.954 545 45
8	络石藤-川牛膝	0.962 962 96	36	络石藤-川牛膝-茯苓	0.846 153 84
9	怀牛膝-茯苓	0.827 586 20	37	川牛膝-怀牛膝-茯苓	0.888 888 88

表 6-5（续表）

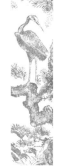

序号	规则	置信度	序号	规则	置信度
10	怀牛膝-川牛膝	0.931 034 48	38	延胡索-川芎-川牛膝	0.867 692 30
11	厚朴-陈皮	0.956 521 73	39	延胡索-土鳖虫-川牛膝	0.858 333 33
12	薏苡仁-陈皮	0.920 000 00	40	陈皮-茯苓-川牛膝	0.864 814 81
13	党参-茯苓	0.833 333 33	41	陈皮-白术-茯苓	0.853 043 47
14	党参-川牛膝	0.847 826 08	42	厚朴-薏苡仁-陈皮	0.856 521 73
15	木瓜-川牛膝	0.916 666 66	43	薏苡仁-陈皮-厚朴	0.898 763 20
16	薏苡仁-厚朴	0.833 333 33	44	薏苡仁-川牛膝-陈皮	0.852 380 95
17	桑寄生-杜仲	0.954 166 66	45	黄芪-茯苓-川芎	0.849 565 21
18	桑寄生-怀牛膝	0.921 052 63	46	川芎-黄芪-川牛膝	0.849 565 21
19	茯苓-川牛膝	0.884 615 38	47	川芎-茯苓-川牛膝	0.843 750 00
20	白术-茯苓	0.920 000 00	48	川芎-茯苓-白术	0.843 750 00
21	薏苡仁-川牛膝	0.890 000 00	49	川芎-白术-川牛膝	0.822 068 96
22	地龙-川牛膝	0.896 551 72	50	川芎-伸筋草-怀牛膝	0.819 090 90
23	白术-川牛膝	0.868 421 05	51	川芎-伸筋草-川牛膝	0.817 692 30
24	伸筋草-川牛膝	0.931 034 48	52	地龙-川牛膝-茯苓	0.813 043 47
25	土鳖虫-川牛膝	0.906 250 00	53	茯苓-地龙-川牛膝	0.809 565 21
26	延胡索-当归-川芎	0.833 333 33	54	茯苓-地龙-白术	0.809 393 93
27	陈皮-当归-川芎	0.958 333 33	55	白术-川牛膝-茯苓	0.804 545 45
28	党参-当归-川芎	0.909 090 90			

（三）基于熵聚类的组方分析

基于熵聚类的方剂组方规律分析基于改进的互信息法的药物间关联度分析,根据方剂的数量设置相关度为16,惩罚度为4,通过无监督的熵层次聚类算法提取相关组合,演化得到潜在的3~4味药物新组合12个,见表6-6。进而演化出6个中药治疗腰椎间盘突出症的核心组合新方剂,即:黄芪-川芎-当归-党参-伸筋草、半夏-薏苡仁-厚朴-陈皮-鸡血藤、苍术-茯苓-半夏-枳壳-陈皮、川芎-补骨脂-杜仲-当归-熟地黄、地龙-土鳖虫-川牛膝-伸筋草-积雪草、络石藤-伸筋草-淫羊藿-木瓜-杜仲-当归。

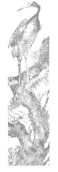

表6-6　用于新方聚类的李飞跃教授治疗腰椎间盘突出处方核心组合

序列号	新方组合	序列号	新方组合
1	黄芪-川芎-当归	7	茯苓-积雪草-黄芪-党参
2	土鳖虫-地龙-厚朴	8	鸡血藤-怀牛膝-川牛膝-杜仲
3	半夏-苍术-厚朴	9	枳壳-半夏-桑寄生-苍术
4	川芎-当归-赤芍	10	苍术-半夏-厚朴-薏苡仁
5	苍术-厚朴-党参-陈皮	11	党参-杜仲-地龙-土鳖虫
6	积雪草-伸筋草-淫羊藿-木瓜	12	伸筋草-路路通-淫羊藿-木瓜

三、讨论

腰椎间盘突出症(腰突症)是临床上骨伤科的常见病和多发病,属传统中医学的"腰腿痛""痹证"范畴,是指因腰椎间盘退行性变或外力作用,致使髓核突破纤维环而直接或间接的机械压迫或化学免疫炎性刺激作用于周围组织(如神经根、马尾神经等)而出现的以腰痛、下肢放射麻木、疼痛等为主要临床表现的一种综合病证。李飞跃教授认为本病总属本虚标实,本虚多以肝脾肾虚和气血亏虚为主,标实以风寒湿、瘀血、气滞居多,临床多表现为虚实夹杂。《素问》指出:"肾主骨生髓,肝主筋而藏血。"肝主筋、肾主骨,骨借筋而立,肝脏虚损,则筋不固,筋病势必造成骨病。损伤或跌扑外伤,肌肤皮肉外伤,瘀滞阻络,或慢性筋骨损伤痹痛阻络,气血失畅,脏腑不和,常致脾失健运、胃失和降;同时,腰腿疼痛易致心烦意乱,耗神不振,思伤及脾,也致脾胃失调。久病、年老体弱患者,脏腑虚弱,气血亏虚,经络失养而发腰痛。隋代巢元方在《诸病源候论·腰背病诸候》中总结性地指出:"凡腰痛病有五:一曰少阴,少阴肾也,十月万物阳气伤,是以腰痛。二曰风,风寒着腰,是以痛。三曰肾虚,役用伤肾,是以痛。四曰肾腰,坠堕伤腰,是以痛。五曰寝卧湿地,是以痛。"

通过中医传承辅助平台分析李飞跃教授药物应用频次,我们可以得出其治疗腰椎间盘突出症的药物主要由行气活血、祛风除湿、通络止痛及补益药组成,提示李飞跃教授治疗腰椎间盘突出症主要采用行气活血、祛风湿、通络止痛、兼顾扶正补虚的治法,从前三位用药频次来看:川芎,辛温,功善活血祛瘀、行气开郁、祛风止痛。《神农本草经》谓其,"主……寒

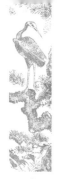

痹,筋挛缓急",为血中气药,其性善散。腰椎间盘突出症常见感受外邪风寒湿痹阻或劳损腰部体位不良而致腰部经脉痹阻,气血不畅,其病机主要为经络痹阻、气血运行失和,故以活血行气、祛风止痛为主要治则。李飞跃教授治疗本病首重川芎,正在于仗该药化瘀行气、祛风止痛之效。有文献报道川芎具有抗血小板聚集,抑制血小板 5-羟色胺(5-HT)释放,抑制血小板血栓素 A2(TXA2)生成的功能,可增强前列腺素活性,镇痛并缓解血管痉挛。当归,味甘、辛、温,归肝、心、脾经,归类为补血药,具有补血活血、舒筋止痛等功效,且为补血之最常用之药;东垣先生《用药心法》谓其:"治血通用,能除血刺痛,以甘故能和血,辛温以润内寒,当归之苦以助心散寒。"《景岳全书》载其可以"利筋骨,治拘挛瘫痪"等;《本草备要》详细描述当归的用药,并且可以治"头痛腰痛"。现代药理学研究当归化合物主要包含各种挥发油、有机酸、和黄酮等成分,对改善局部微循环系统、促进血液流动、神经系统的恢复等具有重要的作用。无论古代文献记载,还是现代研究,都表明当归对治疗腰痛及改善循环具有重要作用。李飞跃教授在临床中,常配伍川芎增强活血补血止痛作用,配伍牛膝增强补益肝肾、益气活血之功,与秦艽、防风等合用增强祛风通络作用。黄芪性温、味甘,有益气升阳固表、利水消肿、托毒生肌之功效。《本经逢原》称黄芪"性虽温补,而能通调血脉,疏行经络……"目前,临床也有应用防己黄芪汤、黄芪桂枝五物汤治疗腰椎间盘突出症的报道。目前,随着我国老龄化社会的逐步加重,在运用行气化瘀、散寒除湿、清热化湿、补益肝肾法治疗腰椎间盘突出症的基础上酌情加用益气药等也是常用治法。李飞跃教授本临床尤善于应用黄芪,主要取其补益气血功效,且善于与党参合用,依证通补兼施。

由四气分析结果可见,李飞跃教授治疗腰椎间盘突出症以温药为主,其次为平、寒、凉、热之品;药味多甘苦辛,甘能补、能和、能缓,有补虚、和中、调和药性、缓急止痛的作用,多针对肾精不足、脾胃虚弱等虚证;苦寒类药物能泻热、燥湿,多针对于湿热阻络,经络痹阻等表实证,白术、苍术、厚朴、薏苡仁、防己均为本病常用祛风燥湿之品。同时结合中医传承辅助平台中医案分析模块,通过分析我们可以得出李飞跃教授针对腰椎间盘突出症的临床

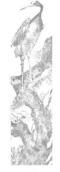

辨证分型频次依次为气血不足型、风寒湿阻络型、肝肾阴虚型、气虚瘀滞型、气滞血瘀型、湿热阻络型。故从本次统计李飞跃教授用药四气的分布情况与李飞跃教授对腰椎间盘突出的辨证思路也是相互一致的。由药物归经结果分析可见,李飞跃教授治疗腰椎间盘突出症以肝、脾、肾经为主,其次为归胃、心、肺、胆、膀胱、大肠、心包、三焦、小肠经。这亦是李飞跃教授注重补益肝肾、调和脾胃的治伤学术思想体现。

从6个新处方的药物组成中,可以看到处方1的功效主要为补益气血通络,适用于气血不足、经络痹阻型腰椎间盘突出患者;处方2的功效主要为健脾化湿通络,适用于脾虚湿阻型腰椎间盘突出患者;处方3的功效主要为健脾化湿行气,适用于脾虚气滞湿阻型腰椎间盘突出患者;处方4的功效为补肾通络止痛,适用于肾虚经络痹组型腰椎间盘突出患者;处方5的功效为活血化瘀通络止痛,适用于瘀血阻络痹阻型腰椎间盘突出患者;处方6的功效为舒筋通络兼以补肾,适用于经络痹阻兼以肾虚为主的腰椎间盘突出患者;以上六个新处方与李飞跃教授治疗腰椎间盘突出症的中医辨证思路以及临床患者的实际情况也是相互一致的。

四、总结

综上所述,本次借助中医传承辅助系统平台总结得出李飞跃教授治疗腰椎间盘突出症主要以行气活血、祛风湿、通络止痛、兼以扶正补虚为基本治法,总结得到其治疗腰椎间盘突出症的新处方,为下一步深入阐述李飞跃教授治疗腰椎间盘突出症的用药规律及治伤经验的奠定了一定的基础。

参考文献

[1] 国家中医药管理局.中医病证诊断疗效标准[M].南京大学出版社,1994.

[2] 潘建科,何羿,刘军,等.基于属性偏序结构图方法的膝骨关节炎熏洗处方用药规律研究[J].中华中医药杂志,2014,29(5): 1677-1681.

[3] 刘娟,蒋永光,任玉兰,等.关联规则在中药药对挖掘中的应用[J].时珍国医国药,2006,17(4): 492-493.

[4] 唐仕欢,陈建新,杨洪军,等.基于复杂系统熵聚类方法的中药新药处方发现研究

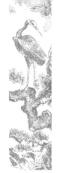

思路[J]. 中西医结合护理, 2009(2): 225-228.

　　[5] 李海霞, 孙占全, 王阶, 等. 基于扩展熵的无监督聚类的中医辨证[J]. 中国中医基础医学杂志, 2007, 13(8): 627-629.

　　[6] 贾龙, 张华. 手法结合其他中医疗法治疗腰椎间盘突出症的研究进展[J]. 中国中医骨伤科杂志, 2016, 24(10): 75-78.

　　[7] 巢元方. 诸病源候论[M]. 沈阳: 辽宁科学技术出版社, 1997: 25.

　　[8] 李家明, 赵永海, 钟国琛, 等. 阿魏酸衍生物的合成及抗血小板聚集活性[J]. 药学学报, 2011, 46(3): 305-310.

　　[9] 钟赣生. 中药学[M]. 3版. 北京: 中国中医药出版社, 2012: 399-400.

　　[10] 李曦, 张丽宏, 王晓晓, 等. 当归化学成分及药理作用研究进展[J]. 中药材, 2013, 36(6): 1023-1028.

　　[11] 付海龙. 防己黄芪汤加减治疗腰椎间盘突出症60例[J]. 实用中西医结合临床, 2007, 7(3): 26-27.

　　[12] 孙智平, 张妮, 李彦民. 名中医李彦民治疗腰椎间盘突出症专方"黄牛白龙汤"组方研究[J]. 陕西中医药大学学报, 2018, 41(6): 39-41.

第五节　魏氏伤科非手术疗法治疗腰椎间盘突出症椎间盘重吸收情况调查

　　腰椎间盘突出后重吸收是指腰椎间盘突出症患者未经手术治疗而发生的突出髓核消失或缩小的现象。目前,关于保守治疗腰椎间盘突出发生椎间盘重吸病例报道多为巨大的、破裂型的椎间盘突出,而经保守治疗的腰椎间盘突出患者多为未破裂的椎间盘突出,对于上述椎间盘重吸收情况尚缺乏相关回顾性研究。我们回顾分析398例经魏氏伤科保守治疗的腰椎间盘突出症患者突出椎间盘重吸收情况,以期为临床治疗评价提供一定参考。

一、对象与方法

（一）研究对象

　　病例来自于2012年1月至2018年12月在上海交通大学医学院附属瑞金医院伤科住院确诊为腰椎间盘突出症患者,共计398例。

（二）诊断标准

采用胡有谷《腰椎间盘突出症》中腰椎间盘突出症的临床诊断标准。综合依据临床病史、体征和影像学检查做出腰椎间盘突出症的诊断：①腰痛、下肢痛呈典型的腰骶神经根分布区域的疼痛，常表现下肢痛重于腰痛；②存在按神经分布区域表现的肌肉萎缩、肌力减弱、感觉异常和反射改变中的两种征象；③神经根张力试验无论直腿抬高试验或股神经牵拉试验为阳性；④影像学检查，包括X线片、椎管造影、CT、MRI或特殊造影等异常征象与临床表现一致。

（三）纳入标准

本研究的纳入标准是：①临床表现符合腰椎间盘突出症的临床诊断标准；②经本院MRI检查得到影像学确诊；③运用魏氏伤科综合保守疗法治疗；④末次腰椎MRI检查较治疗前腰椎MRI检查间隔时间≥6个月。

同时符合以上条件即满足纳入条件。

（四）排除标准

本研究的排除标准为：①妊娠或哺乳期妇女；②合并心血管、肝、肾和造血系统疾病，精神病；③合并严重骨质疏松患者，影像学资料显示多节段突出同时合并严重椎管狭窄者；④年龄≥60岁。

符合上述标准任何一条者均不纳入研究。

（五）治疗方法

患者均为自愿行魏氏伤科保守治疗，包括魏氏伤科手法、中药内服及外用、导引功能锻炼、中成药、西药（改善椎管内微循环、止痛、营养神经）、理疗等治疗手段。治疗周期结束后仍坚持魏氏伤科特色中药内服外用及魏氏导引功能训练，同时嘱咐患者注意腰部保暖，避免不合理用力方式及久站、久坐。

（六）腰椎间盘突出区域定位分型方法

根据密歇根州立大学腰椎间盘突出区域定位分型（MSU分型）进行区域定位分型，该分型方法在水平位MRI上，在左右关节突关节处做2条intra－facet线横穿过椎管作为参考，将椎间盘突出分为1、2、3级；在冠状位MRI上，将intra－facet线4等分，并从等分点分别作相应垂线，将椎管分为

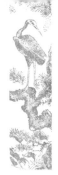

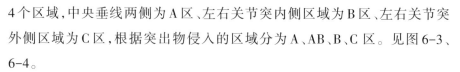

4个区域,中央垂线两侧为A区、左右关节突内侧区域为B区、左右关节突外侧区域为C区,根据突出物侵入的区域分为A、AB、B、C区。见图6-3、6-4。

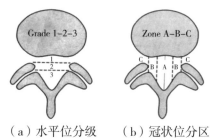

(a)水平位分级　　　(b)冠状位分区

图6-3　密歇根州立大学腰椎间盘突出区域定位分型中的水平位分级和冠状位分区

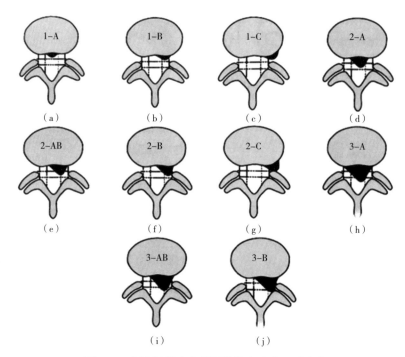

图6-4　密歇根州立大学腰椎间盘突出区域定位

(七)影像学吸收率测量及评价标准

突出物的吸收率采用日本学者福田庄司所提出的测量方法,采用同一机器(西门子3.0T磁共振成像仪)MRI矢状位T1和T2像均扫描11层,层间距1.25 mm,层厚5 mm,观察治疗前后MRI上突出物大小变化。选取治疗前突

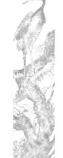

出物最大矢状径的同一断面进行测定吸收率,吸收率=[(治疗前突出率－治疗后突出率)/治疗前突出率]×100%,以上所有图像数据均由专人在医用影像存储和传输系统(PACS)上进行测量和处理。

根据Saal分类,按吸收率的不同将可吸收程度分为五类。①完全吸收:吸收率>75%。②明显吸收:50%≤吸收率<75%。③部分吸收:5%≤吸收率<50%。④几乎不变:-5%≤吸收率<5%。⑤增大:吸收率<-5%。

二、结果

(一)一般资料

本次纳入回顾性研究分析的腰椎间盘突出症患者共398例,其中,男性102例、女性296例;所有患者年龄最小18岁、最大60对,平均年龄为45.2岁;所有纳入患者影像MRI检查,其中单一节段L3-L4椎间盘突出3例,L4-L5椎间盘突出107例,L5-S1椎间盘突出151例,同时伴有多节段椎间盘突出137例;所有患者治疗时间为10~62 d不等,平均31.7 d;所有患者末次腰椎MR检查较治疗前腰椎MRI检查间隔时间最短6个月、最长62个月,平均18.3个月。

(二)治疗前后腰椎间盘突出区域定位MSU分型

治疗前根据MSU分型方法分型,A型79例(1-A型0例、2-A型12例、3-A型67例)、B型131例(1-B型0例、2-B型117例、3-B型14例)、AB型173例(2-AB型90例、3-AB型83例)、C型15例(1-C型0例、2-C型15例);治疗后随访复查,A型79例(1-A型5例、2-A型14例、3-A型60例)、B型131例(1-B型14例、2-B型111例、3-B型6例)、AB型173例(2-AB型103例、3-AB型70例)、C型15例(1-C型1例、2-C型9例,另有5例行手术治疗)。详见表6-7。

表6-7 治疗前后腰椎间盘突出区域定位MSU分型变化情况

阶段	A			B			AB		C	
	1-A	2-A	3-A	1-B	2-B	3-B	2-AB	3-AB	1-C	2-C
治疗前	0	12	67	0	117	14	90	83	0	15
治疗后	5	14	60	14	111	6	103	70	1	14

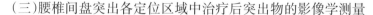

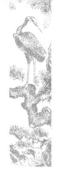

（三）腰椎间盘突出各定位区域中治疗后突出物的影像学测量

本次纳入回顾性分析的398例腰椎间盘突出症患者中发生椎间盘重吸收的比率为4.53%，其中明显吸收和完全吸收比例分别为1.51%、3.02%，完全吸收主要分布在AB型，明显吸收分布较为分散，涉及A、B、AB型，（详见表6-8、表6-9），提示经魏氏伤科疗法治疗后所有区域定位分型的腰椎间盘突出总体重吸收率为4.53%，而绝大部分突出椎间盘几乎不变（84.17%），部分有增大改变（4.02%）。

表6-8 治疗后腰椎间盘突出物的影像学测量变化

项目	完全吸收75%	明显吸收	部分吸收	几乎不变	增大
例数	6	12	29	335	16
比例/%	1.51	3.02	7.28	84.17	4.02

表6-9 治疗后腰椎间盘突出定位分型中椎间盘重吸收情况

吸收情况	3A	2B	3B	2AB	3AB
完全吸收	1	0	1	2	2
明显吸收	2	3	1	4	2

（四）验案举例

案1 男，42岁。因"腰痛1年伴左下肢牵制疼痛2个月"入院，疼痛明显，活动受限，入院前未行正规治疗。入院查体：腰椎活动受限，腰椎L5-S1棘旁左侧1.5cm处压痛（+），左侧臀部压痛（+），左直腿抬高30°，双下肢伸屈跶肌肌力Ⅴ级，左小腿外侧皮肤感觉较对侧减退，双侧膝踝反射引出，右侧跟腱反射引出，左跟腱反射未引出。首诊JOA评分7分，ODI指数78.2%。腰椎MR检查示：腰椎L5-S1椎间盘突出，MSU分型2-AB。经魏氏伤科保守治疗1年后复查，患者腰痛症状明显好转，左下肢牵制痛症状消失，可正常工作。查体：腰椎L5-S1棘旁左侧1.5 cm轻压痛，左下肢直腿抬高70°，首诊JOA评分31分，ODI指数5.8%。腰椎MR检查示突出椎间盘完全吸收，MSU分型1-A。详见图6-5。

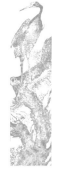

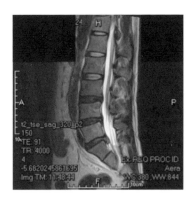
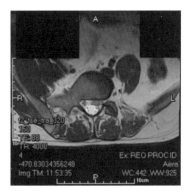
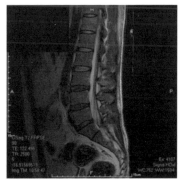
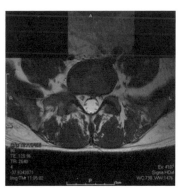

图 6-5　病例 1 治疗前后患者影像学资料对比

案 2　男,44 岁。因"腰痛伴右下肢牵制麻木不适 1 年余"入院,疼痛明显,活动受限,入院前未行正规治疗。入院查体:腰椎活动受限,右下肢牵制疼痛及麻木症状明显,右侧臀部压痛(+),右直腿抬高 45°,右小腿外侧皮肤感觉较对侧减弱,右跟腱反射消失。首诊 JOA 评分 5 分,ODI 指数 85.5%。腰椎 MR 检查示:腰椎 L4-5 偏右侧椎间盘突出,MSU 分型 3-AB。经保守治疗半年左右症状缓解,后症状间断性发作数次,均予以中西医综合保守治疗后症状改善,右下肢牵制麻木症状基本消失。查体:腰椎棘旁无明显压痛,右直腿抬高 75°,右小腿外侧及足背皮肤感觉与对侧基本对称,右跟腱反射引出,JOA 评分 29 分,ODI 指数 9.5%。5 年后复查腰椎 MR 示:突出椎间盘完全消失,脊髓压迫症状不明显,MSU 分型 1-A。详见图 6-6。

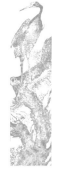

第六章　魏氏伤科流派特色经验拾萃

・ 171 ・

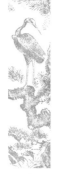

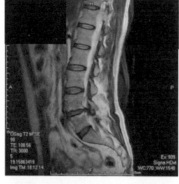
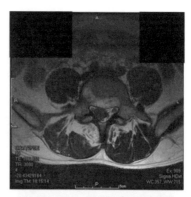
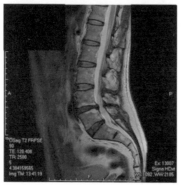
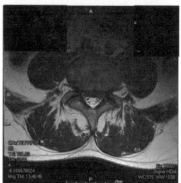

图6-6　病例2治疗前后患者影像学资料对比

三、讨论

　　腰椎间盘突出后重吸收现象研究最早可以追溯到1984年，Guinto等通过对腰椎间盘突出症非手术治疗患者的CT随访，首次发现突出的椎间盘组织可以缩小或者消失，并称之为"自发性消退"。此后，国内外关于椎间盘突出后重吸收现象的报道日益增多。姜宏等于1988年在国内首次提出了椎间盘突出"自然吸收"的概念，并进行了一系列临床和实验研究。基于MRI显示的椎间盘突出程度评判椎间盘突出后重吸收具有重要意义，MRI对软组织分辨率较高，能清晰显示突出髓核组织的形态、位置、信号特点及神经继发性改变，并可获得多层面、多角度图像。现代研究认为突出椎间盘能否重吸收与其突出的类型密切相关。姜宏等认为后纵韧带完整与否是决定突出椎间盘能否自然吸收或缩小的关键因素，穿破后纵韧带型、游离型等破裂型椎间盘突出最易吸收；而重吸收过程中后纵韧带破裂、突出组织接触血运是吸收的关键因素,并且突出髓核越大,或游离越远越容易发生吸收或缩小。

本回顾性研究结果显示,魏氏伤科综合保守治疗椎间盘重吸收率为4.53%,其中完全吸收和明显吸收比例分别为1.51%、3.02%。按照MSU分型来看,上述椎间盘重吸收主要发生在(2B、3B、3A、2AB、3AB)分型。从6例完全重吸收的患者分析来看,所有患者均为单一节段椎间盘突出,且突出均为偏一侧型;而从12例椎间盘明显吸收的患者分析来看,也主要为单一节段单侧型椎间盘突出,只有3例为中央型单一节段的椎间盘突出患者发生了明显吸收。从临床治疗角度回顾性分析来看,魏氏伤科特色保守疗法主要有魏氏手法、特色中药内服、蒸敷方外敷、导引锻炼等。我们曾进行相关临床研究,提示魏氏伤科手法、特色中药内服及外敷、导引功能锻炼等疗法可显著缓解患者腰腿疼痛症状,其临床治疗效果较常规治疗方法具有显著的优势;从本研究影像学重吸收回顾性分析结果来看,经魏氏伤科疗法治疗的398例腰椎间盘突出患者,腰椎间盘突出重吸收率仅为4.53%,总体比例较少。由此,我们认为应该客观认识腰椎间盘突出症保守治疗的影像学椎间盘重吸收情况。

本次纳入分析所有病例均为经魏氏伤科综合保守治疗且首诊经腰椎MRI检查确诊,间隔半年以上同时再次在我院行腰椎MRI检查的患者,主要研究分析经魏氏伤科保守治疗后椎间盘重吸收情况,而并未涉及椎间盘重吸收与临床疗效之间的关系,这也有待进行进一步研究。此外,影像学资料显示椎间盘增大病例,其临床症状与影像学之间的关系也有待进一步分析评价。

参考文献

[1] 俞振翰,姜宏,周红海.腰椎间盘突出后的重吸收研究进展[J].南京中医药大学学报,2012,28(4):397-400.

[2] 胡有谷.腰椎间盘突出症[M].4版.北京:人民卫生出版社,2011:370-371.

[3] 冯鸣,姜宏.基于MRI上椎间盘突出程度预测腰椎间盘突出后重吸收的研究进展[J].中医正骨,2018,30(11):53-56,63.

[4] 富田庄司,古府照男,阪元正郎,等.腰椎椎間板ヘルニアにおけるMR画像の検討—保存療法例と手術療法例の比較[J].整形外科,1997,48(10):1323-1325.

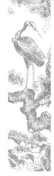

[5] SAAL J A, SAAL J S, HERZOG R J. The natural history of lumbar intervertebral disc extrusions treated nonoperatively[J]. Spine (Phila Pa 1976), 1990, 15(7):683-6.

[6] GUINTO F C Jr, HASHIM H, STUMER M. CT demonstration of disk regression after conservative therapy[J]. AJNR Am J Neuroradiol, 1984, 5(5):632-633.

[7] 姜宏, 施杞, 郑清波. 腰椎间盘突出后的自然吸收及其临床意义[J]. 中华骨科杂志, 1998, 18(12): 755-757.

[8] 孙晨, 孙志波, 禹志宏, 等. 极外侧腰椎间盘突出症的诊断与治疗进展[J]. 中国骨与关节损伤杂志, 2018, 33(1): 106-109.

[9] 徐坤林, 姜宏, 刘锦涛. 破裂型椎间盘突出动物模型中新生血管因子与炎性反应的研究[J]. 颈腰痛杂志, 2009, 30(4): 310-312.

[10] AHN S H, AHN M W, BYUN W M. Effect of the transligamentous extension of lumbar disc herniations on their regression and the clinical outcome of sciatica[J]. Spine (Phila Pa 1976), 2000, 25(4):475-480.

[11] 刘涛, 张昊. 魏氏导引锻炼在腰椎间盘突出症治疗中的应用[J]. 世界中医药, 2013(2): 161-163.

[12] 刘涛, 李飞跃, 张昊. 魏氏伤科经验方伸筋活血合剂治疗腰椎间盘突出症临床研究[J]. 四川中医, 2014(11): 59-61.

[13] 王强, 奚小冰, 孔博, 等. 魏氏伤科手法联合蒸敷方治疗腰椎间盘突出症的回顾性研究[J]. 中国中医骨伤科杂志, 2018, 26(10): 45-48.

第七章

魏氏伤科腰椎间盘突出症的辨证施治

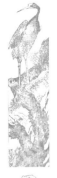

第一节 魏指薪教授治疗腰椎间盘突出症
特色及临床观察

魏指薪(原名魏从修),魏氏伤科第二十一代代表性传承人,曾担任上海第二医学院祖国医学教研室主任、上海市伤骨科研究所所长、上海第二医学院附属瑞金医院伤科主任。他在继承家传治伤经验基础上,通过不断探索和积累,立足传统中医基础理论并紧密结合骨伤疾患临床特点,确立了"辨伤注重气血筋骨、用药注重肝肾脾胃、临证治疗善用手法导引"的诊治特色,为魏氏伤科学术体系形成奠定了坚实的基础。

魏氏对腰突症的认识和诊治特色,我们已在本书第一章第三节作了介绍。本节摘录1959年上海科学技术出版社出版的由上海市伤科研究所编的《伤科论文汇编》(第二辑),对其中相关资料介绍如下。

一、临床资料

1959年8月至1959年9月,自本院西医骨科转至中医伤科诊治的腰椎间盘突出症患者,均由西医诊断确实,有显著的神经压迫症状,并在未转至中医伤科治疗之前一直在西医骨科用保守治疗,包括电疗、牵引、石膏背心固定等法治疗而无效按照西医治疗的常规,这些病例均有手术指征。为了有系统地观察中医治疗的疗效,这些病例转至中医伤科。

(一)性别与年龄

本组病例男性占绝对多数,共35例,女性5例。年龄最小者为20岁,最大者为49岁,多数病例均在20~40岁之间,这种年龄分布符合文献报告。已经证实,20岁以下的椎间盘突出病例是比较少见的,50岁以上的椎间盘突出症患者,往往同时有脊柱增生性关节炎存在。为了避免增生关节炎对疗效的影响,所以凡50岁以上的患者均不转至中医伤科作为研究病例。

(二)职业

职业对此症的发病率与治疗有密切的关系,因此对职业的统计是非常重要的。在本组病例中大都为产业工人、搬运工人及下放干部;仅一小部分为职员、教师、家庭妇女等。在本组40例中,重体力劳动者占2/3以上,其他

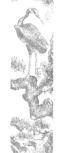

为轻体力劳动者(见表7-1)。

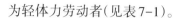

表7-1　40例腰椎间盘突出症患者中的职业分布情况

职业		例数
重体力劳动	产业工人	15
	搬运工人	5
	下放干部	5
	三轮车工人	1
	军人	1
	炊事员	1
轻体力劳动	职员	5
	教师	4
其他		3

(三)病史

病史最短者仅为1个月,最长者达7年之久。见表7-2。

表7-2　腰椎间盘突出症患者发病期的分布情况

病史	例数
小于3个月	3
3~6个月	15
6~12个月	11
大于12个月	11

(四)损伤史

损伤于椎间盘突出症两者有密切的关系。大多数患者都有损伤可查,但是这损伤亦可能是非常不显著的。此外,如暴寒亦与引起此症有一定关系。根据我们的病例分布,有急性跌伤或扭伤病史者共有14例,有慢性劳损或无明显损伤史者26例,有许多工人是在工作中经常发生扭伤或跌伤,所以很难指出正确损伤的日期。

(五)症状与体征

这40例均有比较严重的症状,神经压迫现象也很显著。有29例发生严重疼痛,11例有中度疼痛。23例有肌肉痉挛,17例肌肉痉挛不明显。直腿试验与拉式试验均为阳性。膝反射有4例迟钝或消失,踝反射有13例迟钝或消失。足部的麻木区,在本组中27例有改变,11例无变化,2例不详。从疼痛来看,治疗后有17例获得解除。见表7-3。

表7-3 治疗前后症状与体征的对比

症状与体征		病例数	
		治疗前	治疗后
疼痛	重度	29	4
	中度	11	12
	轻度	0	7
肌肉痉挛		23	15
直腿抬高试验	小于30	20	6
	30~60	19	15
	60~90	0	18
拉式试验		40	25
膝反射迟钝或消失		4	4
踝反射迟钝或消失		13	12
麻木区		27	13

(六)治疗时间

手法治疗的进度是每星期1~2次,每次进行3节,每3个月定为1个疗程。有22例经10次以下的治疗就获得痊愈。有不少病人经过3~5次就能恢复工作,不需再进行治疗。最少的是经过3次治疗就得到复原,但亦有1例进行30次后方恢复工作。另有1例患病7年,经过22次治疗后,也得以复原,恢复工作。见表7-4。

表7-4 治疗次数与例数

治疗次数	例数
10次以下	22
10~20次	10
20次以上	4

二、结果

本次主要目的是探讨中医治疗椎间盘突出症的疗效,以劳动力恢复与

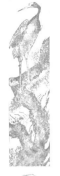

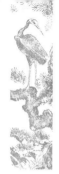

否及工作减轻的情况作为衡量效果的标准。其他如疼痛是否消失、肌肉痉挛是否存在,亦考虑在内。将结果分为三类:

(1)痊愈:患者恢复原来的工作,直腿抬高70°以上,疼痛消失或仅偶有轻度疼痛,腰肌无明显痉挛,足部麻木区减轻或消失。

(2)进步:患者能恢复轻便工作,直腿抬高试验较前进步,疼痛减轻,肌肉痉挛减少,足部麻木区域减轻或无改善。

(3)无效:患者未能恢复工作,症状改善不大。

在这40例中,16例(40%)恢复原来工作。从疗效与职业的关系来看,工作的性质与治愈率没有大区别;但从治疗的时间来看,无效组的治疗时间大都在10次以下(见表7-5)。

表7-5 治疗效果与工作性质、治疗次数的关系

疗效	工作性质		重工作/%	治疗次数	
	重	轻		小于10	大于10
痊愈(16例)	10	6	62.5	>	>
进步(14例)	11	3	78.5	>	>
无效(10例)	7	3	70.0	8	2
总数	28	12		22	16

若按工作来评定其结果,那么它就与上述的标准不能一致。本组40例中10例是无效的。虽然症状方面没有变化,但其中有1例仍参加工作,所以按照工作的恢复来看它要比症状的恢复多一些。在本组病例中,有1例曾经施行过手术,所以此例疗效并不太好,这是可以理解的。总之,经中医治疗后,不能工作的例数可以大大降低,这说明治疗的效果是可以令人满意的(见表7-6)。

表7-6 治疗前后之工作情况对比

工作情况	治疗前	治疗后
不能工作	25	9
轻工作	14	15
可以工作	1	16
总数	40	40

三、结论

(1)本文介绍了魏指薪教授运用中医治疗腰椎间盘突出的方法。

(2)本文分析了经西医临床诊断明确为腰椎间盘突出症病例40例,按西医的观点,均应施行手术治疗。经中医的综合治疗后,痊愈者占40%,进步者占35%,无效者占25%。其疗效达75%.这比国外保守治疗的有效率要高,甚至可以与一些手术治疗率媲美。

(3)本文讨论了魏指薪教授运用中医疗法的机制,并做出初步的推测,作为今后研究的方向。

第二节　李国衡教授腰椎间盘突出症辨证施治

李国衡(1924—2005年),魏氏伤科第二十二代主要代表人物,上海交通大学医学院附属瑞金医院终身教授、主任医师。1938—1943年师承伤科魏指薪老先生。曾任上海市伤骨科研究所副所长,中医教研室副主任,伤科主任,中国中医药学会理事、骨伤科学会副主任委员,上海市中医学会常务理事、伤科学会主任委员,农工民主党上海市委第六届副主委,上海市第九届人民代表大会常务委员会委员,上海市伤骨科研究所顾问,上海中医药学会理事会顾问,上海市中医文献馆馆员,《中国中医骨伤科》杂志编委会副主任委员,上海中医药大学专家委员会名誉委员,人事部、卫生部、国家中医药管理局认定的全国首批名老中医学术经验继承工作指导老师,上海市振兴中医学术委员会顾问。

李国衡教授中药内治主张分期分型辨证论治,急性发作期以活血化瘀、利水消肿为大法;突出梗阻期以理气活血、化瘀通络止痛为大法;症状缓解期治以舒筋通络止痛为大法:恢复期治当滋补肝肾、强壮筋骨大法。具体辨证分型及用药如下。

一、气滞血瘀型

临床表现:腰痛剧烈,压痛明显,腰部活动受限明显,舌质暗,脉弦涩。

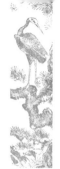

治则:理气活血,通络止痛。

常用方药:行气二地汤或逐痹通络汤加减。青皮、陈皮、枳实、生地、川芎、当归、丹参、白芍、川地龙、地鳖虫、桃仁、延胡索、川牛膝或伸筋草、落得打、生地、川芎、当归、川地龙、地鳖虫、川牛膝、川木瓜、延胡索、络石藤、白芍。

二、血瘀阻络型

临床表现:腰腿痛如刺,痛有定处,日轻夜重,腰部板硬,俯仰旋转受限,痛处拒按。舌质暗紫或有瘀斑,舌苔薄,质偏暗,脉迟。

治则:活血化瘀,软坚阵痛。

常用方药:上方加三菱、莪术、生蒲黄、大黄、三七、乳香、没药。

三、湿邪阻络型

临床表现:寒湿型,腰腿冷痛重着,转侧不利,静卧痛不减,受寒及阴雨加重,肢体发凉。舌质淡,苔白或腻,脉沉紧或濡缓;湿热型,腰部疼痛,腿软无力,痛处伴有热感,遇热或雨天痛增,活动后痛减,恶热口渴,小便短赤。苔黄腻,脉濡数或弦数。

寒湿型治则与方药:散寒化湿、通络止痛,方取麻桂温经汤或蠲痹汤等加减。

湿热型治则与方药:清化湿热、通络止痛,方取四妙丸或加味二妙丸等加减。

四、肝肾亏虚型

临床表现:腰酸痛,腿膝乏力,劳累更甚,卧则减轻。偏阳虚者面色㿠白,手足不温,少气懒言,腰腿发凉,男性或有阳萎、早泄,妇女带下清稀,舌质淡,脉沉细。偏阴虚者,咽干口渴,面色潮红,倦怠乏力,心烦失眠,多梦或有遗精,妇女带下色黄味臭,舌红少苔,脉弦细数。

阳虚治则与方药:温补肾阳、通络止痛,方取右归丸(饮)加减。

阴虚治则与方药:滋肾益阴、通络止痛,方取左归丸(饮)加减。

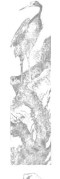

阴阳俱损治则与方药:滋补肝肾、益气活血止痛,方取杜仲丸(《医学入门》)或杜仲丸(魏氏伤科秘方)加减。

五、气虚瘀滞型

临床表现:腰腿疼痛或麻木,同时有神疲乏力,少气懒言,面色苍白等表现。

治则:益气化瘀,通络止痛。

常用方药:圣愈汤及补阳还五汤等加减。常用药物,黄芪、党参、当归、川芎、云茯苓、丹参、桃仁、落得打、川牛膝、路路通、延胡索、络石藤。

六、筋络失畅型

临床表现:腰腿痛症状一般或已进入缓解期。主要以牵掣不适为主,舌脉可无明显异常。

治则:舒筋通络止痛。

常用方药:伸筋活血汤(魏氏伤科秘方)壮筋养血汤合(《伤科补要》)加减。常用药物,伸筋草、秦艽、川牛膝、川木瓜、当归、白芍、狗脊、杜仲、桑寄生、路路通、络石藤、续断炭、地龙等。

第三节　李国衡教授治疗腰椎间盘突出症临床验案

案1　蒋某,女,50岁。

初诊:1996年5月12日。

主诉:左腰腿痛2年,伴左下肢麻木。两年前起腰痛,继则左下肢疼痛麻木,经内服止痛药物治疗,无明显好转。主诉疼痛与腹压增高无关。夜寐不安。

检查:腰椎无明显侧弯,腰椎活动受限,左直腿抬高50°下肢肌力、感觉、膝踝反射均正常。苔薄,脉偏数。CT检查显示:腰椎间盘突出(L3～S1)。

诊断:腰腿痛待查(西医);腰腿痛(气滞血阻、经络失畅型,中医)。

治法:手法治疗配合内服活血健脾安神中药。

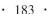

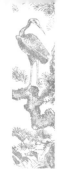

处方：生地12 g，赤芍9 g，丹皮4.5 g，丹参9 g，牛膝9 g，陈皮6 g，白芍9 g，茯苓12 g，延胡索9 g，千年健12 g，合欢皮12 g，枣仁9 g。14剂。

二诊：1996年5月30日。

诉药后症状无明显好转。CT检查示：腰4-5椎间盘向左突出，侧隐窝狭窄。苔薄，脉细。

诊断：腰椎间盘突出症（西医）；腰腿痛（气滞血阻、烃络壅阻型，中医）。

治则：理气活血通络。

处方：青、陈皮各4.5 g，枳壳4.5 g，香附9 g，生地12 g，地龙9 g，土鳖虫4.5 g，白芍12 g，川芎9 g，牛膝9 g，延胡索9 g，茯苓12 g，甘草3 g。14剂，继予手法。

三诊：1996年6月6日。

左腰腿痛症状有好转。检查：左直腿抬高80°，左臀中肌压痛。仍予手法治疗，中药原方继服。

四诊：1996年6月13日。

左腰腿痛症状明显改善。左直腿抬高70°~80°。伸屈肌肌力5级。夜寐差，苔薄稍腻，脉细。以理气活血、通络安神调治，仍予手法治疗。中药原方加合欢皮12 g、汉防己9 g。14剂。

五诊：1996年6月27日。

左腰腿痛症状已明显好转，但仍有麻木。检查：左直腿抬高80°，左足底外侧轻度皮肤感觉减退，苔薄腻，脉偏细。

治则：活血通络强筋。

处方：陈皮6 g，白术9 g，茯苓9 g，焦楂、曲各9 g，当归9 g，白芍12 g，川牛膝9 g，千年健12 g，络石藤12 g。14剂。

六诊：1996年7月11日。

左足底麻木好转，下肢疼痛基本消失，晨起左臀部有疼痛感，之后缓解。左直腿抬高90°。舌偏红，苔稍腻。

治则：益气健脾，活血通络。

处方：党参15 g，白术9 g，茯苓9 g，姜半夏9 g，川牛膝9 g，延胡索9 g，桂枝3 g，大枣7枚，怀山药12 g，金雀根12 g。14剂。

两个月后随访:已恢复正常。

【按语】中医治疗腰椎间盘突出症有自身的特色,魏氏伤科以中药内服外用及手法诊治见长。本病例CT检查明确诊断后中药应用以理气活血为大法。根据患者临床体征,如腰椎无明显侧弯,直腿抬高50°,下肢肌力正常及苔脉情况,属腰椎间盘突出症突出梗阻轻型。故以青皮、陈皮、枳壳、香附理气为君药,四物活血,延胡索活血理气止痛,川牛膝引药,下行直达下肢。方中地龙、地鳖为常用药对,前者性善走窜,后者功专破血逐瘀,二者合用以行血消肿破瘀通络。五诊时患者症状明显好转,考虑青皮破气,其性峻猛,不宜久用,应中病即止,故停用青皮、枳壳之类,后期在活血通络基础上配合健脾滋肾药调治以巩固疗效。

案2 金某,男,41岁。

初诊:2000年8月18日。

主诉:腰痛1日。

病史:今晨咳嗽突然腰不能挺直,活动受限。10年前有同样症状发生。

检查:腰椎侧突,屈伸活动明显受限。直腿抬高:右正常,左40°,肌力正常,膝、跟反射存在。脉偏软,舌质偏红。

诊断:腰椎间盘突出症(急性期,西医);腰腿痛(气滞血瘀型,中医)。

治则:行气活血,通络止痛。

处方:

(1)生地12 g,白芍12 g,当归9 g,丹参9 g,牛膝9 g,延胡索9 g,茯苓9 g,生薏苡仁12 g,木香4.5 g,生甘草3 g,合欢皮12 g,鹿衔草9 g,丝瓜络9 g。7剂。

(2)配合腰椎手法:患者取俯卧位。点揉足太阳膀胱经腧穴;点揉居髎穴及环跳穴疼痛点;提腿点揉法,按揉腰椎4-5患侧突出疼痛部位;在牵引下抖法抖腰;平推、顺推足太阳膀胱经循行部位。

【按语】腰椎间盘突出治疗上述手法作为1节,连做3节为1次手法,每周1次。一般在手法后腰部有疼痛反应,第2日反应消失并感到消失,这是椎间盘突出位置转向正常改变,为手法后疼痛加剧,日轻夜重,防有其他病变,应及时进一步检查。魏氏伤科在中医、中西医结合临床实践中体会到:手法须

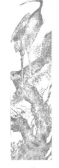

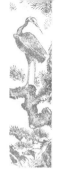

辨证施法;手法要轻重适当,不可粗暴;手法须与内服、外用药物结合;必要时须用骨盆牵引,腰围固定等综合治疗。

案3 徐某,男,40岁。

初诊:1995年5月30日。

主诉:左侧腰腿痛半年,加重1周。

病史:患者左侧腰腿痛半年,无明显诱因突然加重1周,外院行中西药物治疗无好转。

检查:腰椎轻度侧弯,腰椎后伸活动受限,双侧直腿抬高均在60°~70°。双侧伸踇肌力及屈跨肌力均为Ⅴ级,跟、膝反射存在。舌质偏红、干燥,苔薄白,脉沉细。CT摄片示:腰椎4-5偏左髓核突出;腰3-4椎间盘膨出。

诊断:腰椎间盘突出症(西医);腰腿痛(血滞瘀阻,经络阻遏型,中医)。

治则:活血通络止痛。

处方:

(1)生地12 g,赤芍9 g,丹皮4.5 g,丹参9 g,虎杖根9 g,川牛膝9 g,炙地鳖4.5 g,延胡索9 g,落得打9 g,合欢皮12 g,甘草3 g。7剂。头、二汁内服,药渣煎水外敷。

(2)手法:八步手法,隔日1次。

二诊:1995年6月6日。

患者腰痛略缓,但多行后左下肢麻木。夜寐差,脉沉,舌质偏红。再宗前法出入,理气活血通络佐以安神,上方加青皮4.5g、枳壳4.5 g、丝瓜络9 g、夜交藤12 g。7剂。手法同前。

三诊:1995年6月13日。

患者服药后睡眠好转,下肢麻木好转。舌偏红,脉细沉。上方见效,继进为治。原方去合欢皮、夜交藤,加路路通12 g、川木瓜9 g、白芍12 g。7剂。手法同前。

四诊:1995年6月20日。

患者左下肢麻木已愈,舌质红,苔干燥。继原法酌加养阴通络之玉竹9 g。7剂。嘱导引锻炼,继续手法应用。

五诊:1995年6月27日。

患者腰腿痛麻症状已消失,检查示:左直腿抬高可达80°~85°。舌质偏干,脉偏细。症状已愈,继以理气活血调补肝肾巩固之。

处方:青皮4.5g,枳壳4.5g,生地12g,川芎9g,炒白术9g,丹参9g,川牛膝9g,虎杖根9g,路路通12g,络石藤12g,鸡血藤12g,续地龙9g,千年健15g,杜仲9g,川断9g,川木瓜9g,白芍9g,大枣7枚,甘草3g。14剂。

1个月后随访:已完全恢复工作,无腰腿痛主诉。

【按语】魏氏伤科称腰椎间盘为"腰骨垫膜筋",又名"腰脆骨筋"。大多为扭跌震动、肝肾亏虚、垫膜筋退变,使腰骨垫膜筋撕裂移位,腰骨两侧失去平衡,腰腿气血瘀凝,经络壅阻,或经络气血衰退,筋脉拘挛疼痛。故本病内治用药急性期以活血化瘀利水消肿解痉止痛为主。一般腰椎间盘突出症治疗也多用理气活血化瘀止痛之法。上述病例,首诊以活血化瘀为治,因患者舌红,投以凉性活血化瘀、通络止痛之剂,如生地、赤芍、丹皮、虎杖等。二诊即配合理气活血为治,理气则善用青皮、枳壳,以增强行气之力。症状缓解则以补肾巩固,如续断、杜仲。同时配合手法贯穿治疗始终。本手法以俯卧位点揉腰背、提拉腰部、点揉按居髎穴、提腿点揉、按抖腰部、扣推腰背及仰卧位屈伸下肢、压膝压髋八步手法为基本手法。但临证根据症状不同,操作适当加减。急性期如伴有马尾神经损伤,或短时期内下肢肌力减退明显者亦不宜手法。

案4 蒋某,男,42岁。

初诊:2000年8月23日。

主诉:腰部、右臀及大小腿疼痛2周。腰部、右臀及大小腿疼痛2周,无明显外伤史。以前(7年前)有腰痛史,6个月前亦有腰痛史,有高血压病史。

检查:腰部有强直感,L4-5右侧压痛,右直腿抬高45°,下肢肌力,踝、膝反射正常。脉弦,苔薄腻。

诊断:腰椎间盘突出症(西医);腰腿痛(经络气血阻滞兼肝火偏盛型,中医)。

治则:理气活血,平肝通络止痛。

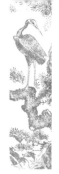

处方:青、陈皮各4.5 g,炒丹参9 g,珍珠母(先煎)12 g,江枳壳4.5 g,川牛膝9 g,野菊花9 g,全当归9 g,川地龙9 g,延胡索9 g,杭白芍12 g,土鳖虫6 g,炒薏苡仁12 g,汉防己9 g,云茯苓9 g,生甘草3 g,落得打9 g,合欢皮12 g,焦山楂、焦神曲各9 g。7剂(先水煎服,服后药渣蒸敷腰臀部)。

二诊:2000年9月1日。

服用上方后,症状显著好转。直腿抬举已达70°,脉弦,舌质偏红,苔薄腻。前方有效,继进为治。上方加制玉竹9 g。14剂,水煎服。

三诊:2000年9月19日。

腰痛已失,大腿小腿偶尔仍有放射痛,晨起尤甚。检查:直腿抬高80°舌质偏红,苔薄腻。再拟理气活血通络止痛。

处方:炒陈皮6 g,枳壳6 g,当归9 g,白芍9 g,丹参9 g,牛膝9 g,地龙9 g,延胡索9 g,焦山楂、焦神曲各9 g,薏苡仁12 g,杜仲9 g,防己12 g,续断9 g,合欢皮12 g,甘草3 g。14剂,水煎服。

四诊:2000年10月10日。

腰腿痛已微,仍感腰部僵硬。检查:腰部活动轻度受限,直腿抬高80°。舌质偏红,苔薄腻。拟投活血通络、调补肝肾方药,配合手法治疗。

处方:当归9 g,白芍12 g,地龙9 g,白术12 g,牛膝9 g,合欢皮9 g,杜仲9 g,续断9 g,桑寄生9 g,落得打9 g,木香6 g,络石藤12 g,丹参9 g,川芎6 g,甘草3 g。7剂,水煎服。

【按语】平肝的治法,在李老的医案中常见,这和多数骨伤科医生的辨证论治方法有所区别。肝属木,藏血主疏泄、主筋。皮肉筋骨脉为人之五体,腰椎间盘突出症从根本来说还是属于筋的病变。而且从魏氏伤科的特色来说,既注重治血,又注重情志因素的作用,这也是李老从肝论治的一个重要原因。在施治中,则以调补肝肾收功,以肝肾同源,先攻后补乃进退之常法也。

案5 宋某,男,26岁。

初诊:2001年2月15日。

病史:1995年有腰部外伤史,近日腰痛、右下肢发麻,曾用扶他林并服用止痛药无效。

检查:腰椎无明显侧后突,右腰4-5旁有压痛,两直腿抬高试验正常,右下肢有牵拉感。膝跟反射正常、肌力正常,右臀部有放射性压痛。口干,舌质红,脉偏细。

诊断:腰4-5椎间盘膨出(西医);腰痛(气阴两虚型,中医)。

治则:益气养阴。

处方:

(1)孩儿参15 g,制首乌9 g,枸杞子12 g,全当归9 g,杭白芍9 g,川牛膝9 g,延胡索9 g,制玉竹9 g,土鳖虫6 g,茯苓9 g,生甘草3 g女贞子9 g,楮实子9 g,桑寄生9 g,大枣6枚。7剂。

(2)建议另作磁共振检查。

二诊:2001年2月22日。

MRI报告:腰5-骶1椎间盘后突偏右。诉大便时有肛裂出血,夜寐不安。脉细,舌质偏红。再宜活血凉血,消肿止痛。

处方:生地12 g,赤芍9 g,土鳖虫4.5 g,川芎9 g,牛膝9 g,延胡索9 g,枸杞子9 g,柏子仁9 g,炒枣仁9 g,首乌藤12 g,生甘草3 g,川地龙9 g,杭白芍9 g,合欢皮12 g。7剂。

三诊:2001年3月31日。

腰痛明显改轻,血压132/86 mmHg,今日偏头痛,大便干结。舌偏红,脉弦速。宜平肝息风,继续导引。

处方:川芎6 g,钩藤(后下)12 g,野菊花9 g,白蒺藜9 g,珍珠母(先煎)12 g,青龙齿9 g,柏子仁9 g,甘草3 g,丹参9 g,合欢皮9 g,夜交藤12 g,熟大黄6 g,桑枝9 g,玄参9 g,芦根9 g。7剂。

【按语】腰椎间盘突出急性发作一般是对神经根明显卡压造成神经根急性充血水肿。此期血瘀阻滞,局部水湿滞留,治疗主要是理气活血、消肿止痛,以去实为主。但是临床并不能刻舟求剑,用药还是应该根据实际情况。本例患者虽然年轻,又是发作期,但是疼痛并不剧烈,没有典型的血瘀阻滞之征,而是以麻木为主,且舌质红、口干、脉偏细,属于气阴两虚,所以治疗以益气养阴为主,兼顾通络止痛。二诊时有肛裂出血、夜寐不安。三诊头痛,便干,皆属于阴虚有热,故二诊治以活血凉血、消肿止痛,三诊更加用平肝息风。如初期即用辛燥之药行气活血,更易出现化热伤阴之弊。

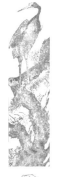

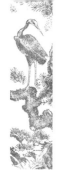

案6 谈某,男,50岁。

初诊:2005年7月12日。

主诉:腰痛1月半,伴小腿外侧疼痛。

病史:1月半前搬重物后发现腰痛,活动不便,伴小腿外侧疼痛。在当地MR示:腰3-4椎间盘脱出。曾服止痛药无效。

检查:右侧腰椎3-4旁压痛明显,直腿抬举左侧70°,右侧30°时疼痛感,膝跳反射佳,肌力佳,膝以下小腿外侧疼痛明显。脉平,苔腻。

诊断:腰椎间盘突出症(西医);腰腿痛(血瘀湿阻、经络不通型,中医)。

治则:化湿活血,通络止痛。

处方:

(1)内服药:广陈皮6 g,藿香9 g,佩兰9 g,生白术12 g,云茯苓9 g,怀山药12 g,生薏苡仁15 g,焦山楂、焦神曲各9 g,全当归9 g,白芍12 g,川芎6 g,牛膝9 g,延胡索9 g,鹿衔草12 g,厚杜仲9 g,桑寄生9 g,甘草3 g。7剂,水煎服,药渣外敷。

(2)导引:五点式锻炼,每日3次,每次10次。

(3)手法:轻手法配合斜板,手法后右侧直腿抬高已达70°。

二诊:2005年7月20日。

X线示:腰椎退变。MRI示:L3-4椎间盘突出重症,生理弧度变直。上次治疗后,自觉症状有改善(排便较前有改善),晨起现右下肢仍有麻木,腰部仍有疼痛,脉有早搏。心电图示:窦性脉缓,心律不齐。X线示:两肺下叶呈浸润性变化。检查:今日按压右侧3-4、4-5仍有压痛,直腿抬举70°,下肢无牵制感,70°以上仍有疼痛。舌苔根部薄腻。再予轻手法斜板,中药再拟化湿、通络、润肺。

处方:藿、佩梗(各)9 g,生白术12 g,茯苓9 g,陈皮6 g,山药9 g,光杏仁6 g,生薏苡仁12 g,焦山楂、焦神曲各9 g,当归9 g,丹参9 g,川芎6 g,牛膝9 g,延胡索9 g,鹿衔草12 g,杜仲9 g,桑寄生9 g,干芦根9 g,甘草3 g,谷芽、麦芽各9 g,五味子6 g,麦冬9 g。14剂。

三诊:2005年7月26日。

二次治疗后自觉症状明显改善,加强右股四头肌锻炼,每日2~3次,继服上药。

四诊：2005年8月17日。

脉结代，苔薄腻。平静时右腿麻木感，腰部感到有异常，腰部疼痛近来较稳定，睡眠好，大小便正常。检查：疼痛点不明显，直腿抬举正常，腰椎4-5棘间韧带有摩擦音。继续锻炼每日3次，每次不超过10下，配合中药内服、外用。

内服药（活血通络养心）：大生地12 g，紫丹参9 g，南川芎9 g，杭白芍12 g，全当归9 g，厚杜仲9 g，桑寄生9 g，延胡索9 g，夜交藤12 g，合欢皮12 g，怀牛膝9 g，柏子仁9 g，炒枣仁9 g，远志肉9 g，五味子4.5 g，孩儿参15 g，大麦冬9 g，生甘草3 g，广陈皮6 g。共14剂。

外用药：伸筋草15 g，透骨草12 g，全当归12 g，羌活、独活各12 g，老紫草9 g，乳香、没药各12 g，海桐皮12 g，老鹳草12 g，五加皮12 g，路路通9 g，络石藤9 g，左秦艽9 g，威灵仙9 g，徐长卿9 g，白酒3斤（1 500毫升），浸药外擦。

【按语】现代诸多研究认为腰椎间盘突出的压迫对于神经除了直接的机械效应之外，还通过损害神经血供而产生间接效应。神经根对压迫十分敏感，在一定临界压力下，引起神经营养或功能障碍，其病理生理机制是神经根静脉瘀血，即压迫造成微静脉和毛细血管的淤滞，炎性代谢产物在神经组织内聚集，神经根局部水肿，而这些代谢产物本身即为致痛物。从中医的角度来看，微循环淤滞属于血瘀，神经根局部水肿属于痰湿，都会导致经络不通，不通则痛。因之，中药理气活血化瘀通络消肿，在一定程度上可能通过有选择性加快受压神经微静脉及毛细血管的血流，纠正血液局部淤滞，促进代谢产物的清除，减轻神经根水肿而起到治疗作用。所以李国衡先生认为，化湿活血、通络止痛是治疗腰椎间盘突出症的一个基本的治疗方法。至于药酒外搽，相对中药蒸敷可以和手法按摩结合使用，如果有条件进行家庭按摩，是一种更方便的外治方法。

案7 黄某，男，37岁。

初诊：2000年8月2日。

主诉：右侧腰腿酸痛麻木3个月。

病史：3个月前无明显诱因右侧腰腿酸痛麻木，近来症状减轻，曾作CT

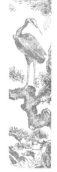

检查示腰椎间盘后突。

检查:腰4-5两侧均有压痛,右居髎穴压痛,直腿抬高右60°、左65°,拉式试验(-),肌力佳,跟膝反射存在,右小腿外侧皮肤感觉稍差。脉苔佳,舌质偏红。

诊断:腰4-5椎间盘突出症缓解期(西医);腰腿痛(气滞血瘀、经络失畅型,中医)。

治则:活血化瘀,消肿通络。

处方:

(1)当归9g,炙地鳖4.5g,生薏苡仁12g,丹参9g,汉防己9g,制首乌12g,川芎9g,落得打9g,炒楂、曲(各)9g,合欢皮12g,生甘草3g,制玉竹9g。20剂,水煎服。

(2)腰部骶棘肌操练:三点支撑法。

二诊:2000年8月20日。

服用上药后症状显著减轻,右直腿抬高已达70°,腰4-5仍有明显压痛。再拟活血通络消肿止痛酌以补肾。

处方:落得打9g,土鳖虫4.5g,汉防己9g,当归9g,熟地9g,茯苓9g,白芍12g,牛膝9g,生薏苡仁12g,六神曲6g,川芎6g,延胡索9g,甘草9g,合欢皮12g,陈皮6g,鹿衔草12g。20剂,水煎服。

【按语】魏氏伤科对于伤科疾病的病机认识主要从气血入手,从大的方面来看,气血不外虚实。实者,气滞血瘀也。本病例辨证主要是血瘀,症状主要是疼痛,所以治疗重在活血化瘀、通络止痛。值得注意的是生薏苡仁、汉防己的使用,从其功效来看是利湿,并不符合活血化瘀的治则,但是从西医学的角度出发,腰椎间盘突出症引起症状的直接原因往往是椎管内的炎性水肿,而从传统中医的角度,津血同源,这样理解用这两种药的意义会更全面。

案8 高某,男,40岁。

初诊:2000年7月6日。

主诉:腰痛两个月,伴放射至左侧下肢。

病史:两个月无明显诱因腰痛,伴左侧下肢放射,足背有麻木感,曾经CT检查示:腰4-5膨出、腰5-骶1椎间盘后突。既往曾有胃出血病史,胃镜检查:十二指肠球部溃疡。时有胃脘胀闷不舒。

查体:直腿抬举左60°、右80°,肌力佳,足跟反射存在,左侧臀部肌肉轻度萎缩。脉细,苔薄腻,舌质偏红。

诊断:腰5-骶1椎间盘突出(西医);腰腿痛(胃脘积滞、经络气血不和型,中医)。

治则:理气和胃,和血止痛。

处方:广陈皮6g,炒白术9g,云茯苓9g,怀山药9g,炒六曲9g,杭白芍9g,延胡索9g,炒丹参9g,生甘草3g,合欢皮12g,制首乌12g,仙鹤草12g,佛手片4.5g,谷芽、麦芽各9g,大枣6枚。7剂,水煎服。

【按语】脾胃气机不畅,胃脘胀闷不舒,故治当理气和胃为先。白术、茯苓、大枣、甘草、怀山药益气健脾,广陈皮、六曲、佛手片、谷麦芽理气消食,二组药相配合,标本兼顾,杭白芍、延胡索、丹参、合欢皮、首乌、仙鹤草行气活血止痛。

案9 吴某,男,61岁。

初诊:2004年3月31日。

主诉:腰痛数年。

病史:腰痛数年,无外伤史,最近几天外感发热。

检查:腰椎侧弯活动受限,直腿抬高佳,肌力佳,膝反射亢进,右臀部有肌萎缩。CT报告:腰3-4椎间盘膨隆向后外侧突出,4-5椎间盘伴向后方中央偏右轻度突出,椎间孔狭窄,腰椎退变。舌质苔腻,脉偏数。

诊断:腰椎间盘突出(西医);腰痛(血瘀阻络型,中医)

治则:活血化瘀,清热通络。

处方:大生地12g,紫丹参9g,粉丹皮9g,全当归9g,土鳖虫6g,生甘草3g,延胡索9g,云茯苓12g,生薏苡仁15g,广陈皮6g,怀牛膝9g,枸杞子9g,山萸肉9g,合欢皮12g,落得打12g,生白术12g。7剂,水煎服。

二诊:2004年4月12日。

服用上药后,疼痛显著减轻,脉较前改善,舌淡红,苔薄腻,腰椎仍有侧弯。继服上药活血化瘀、通络健脾。上方加鹿衔草12g,焦山楂、焦神曲各9g。7剂,水煎服。

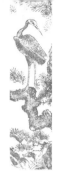

三诊:2004年4月23日。

近日突然左臀环跳疼痛加剧,向下肢放射伴麻木,行走不便,近日天气变化时冷时热,湿热偏高。手法加重提腿点揉提腿按揉,再配以活血消肿镇痛药。

处方:落得打12 g,当归9 g,丹参9 g,白芍12 g,延胡索9 g,土鳖虫6 g,地龙9 g,牛膝9 g,秦艽9 g,鹿衔草9 g,合欢皮12 g,茯苓12 g,生薏苡仁15 g,焦山楂、焦神曲各9 g,谷芽、麦芽各9 g,甘草3 g。7剂,水煎服。

四诊:2004年5月12日。

服药后症状有改善,小腿酸胀,舌淡红,苔薄腻。上方加木瓜9 g。14剂。

五诊:2004年6月3日。

脉平,苔腻,腰椎侧弯明显改善。继续手法,中药上方去秦艽、加枳壳6 g。14剂。

六诊:2004年8月25日。

腰椎仍有侧弯,活动稍限,侧曲向左差,下肢仍有放射痛。脉平苔薄腻。再予活血通络、镇痛健脾。

处方:落得打12 g,全当归9 g,杭白芍12 g,南川芎6 g,川地龙9 g,延胡索9 g,土鳖虫6 g,怀牛膝9 g,鹿衔草9 g,焦山楂、焦神曲各9 g,炒薏苡仁15 g,续断肉9 g,厚杜仲9 g,络石藤12 g,左秦艽9 g,合欢皮12 g,生甘草3 g。14剂。

七诊:2004年9月17日。

脉平,苔薄腻,最近做肠镜检查正常,左侧腰腿似感疼痛,轻度侧弯。再予活血健脾通络。

处方:当归9 g,川芎6 g,丹参9 g,白芍12 g,地龙9 g,土鳖虫6 g,牛膝9 g,鹿衔草9 g,焦山楂、焦神曲各9 g,炒薏苡仁15 g,络石藤12 g,桑寄生9 g,陈皮6 g,延胡索9 g,路路通12 g,谷芽、麦芽各9 g,甘草3 g,大枣6枚。14剂。

【按语】腰椎间盘突出症慢性期以虚证为多,治疗以补法为主,但不可一概而论。本例患者李国衡先生认为是血瘀阻络所致,治宜活血化瘀、清热通络,处方基本以魏氏伤科秘方伸筋活血汤和李国衡验方理气二地汤为基础

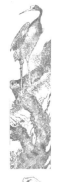

加减。李国衡先生治疗腰椎间盘突出症手法同样强调辨证施法。三诊时，因近日突然左臀环跳疼痛加剧，向下肢放射伴麻木，手法加重提腿点揉提腿按揉。因本例有湿热蕴里，蒸敷方药性偏热，且用热敷，所以不用蒸敷方，以免以热助热。

案10 王某，男，42岁。

初诊：1994年12月16日。

主诉：腰椎间盘突出症后3年，劳累后腰不舒。

病史：患者1991年因腰椎间盘突出症急性发作，住于我院，以手法、牵引、内服外用中药治疗2个月，症状大部好转出院。以后手法及中药调理治疗半年余，腰腿痛症状从未发作。坚持导引锻炼中，除劳累后偶有腰不适，余无明显不适，夜寐、二便、胃纳均可。

检查：腰椎无侧弯，腰椎活动无限制，直腿抬高双侧均70°以上，脉偏软，苔薄腻，舌淡红。

诊断：腰椎间盘突出症慢性期（西医）；腰痛（脾胃不足、筋脉失养型，中医）。

治则：健脾醒胃，化湿开路。

处方：陈皮6 g，焦山楂、焦神曲各9 g，云茯苓9 g，佛手藤4.5 g，春砂壳3 g，白术9 g，谷芽、麦芽各9 g，鸡金炭4.5 g，生甘草3 g。7剂。

上药服后，继以下方健脾益肾、强壮筋骨：生黄芪15 g，云茯苓9 g，杜仲9 g，补骨脂9 g，菟丝子9 g，生晒参（另煎）6 g，怀山药9 g，续断9 g，巴戟天9 g，楮实子9 g，生白术9 g，砂仁（后入）12 g，桑寄生9 g，枸杞子9 g，川牛膝9 g，远志肉4.5 g，生地黄、熟地黄各12 g，杭白芍9 g，全当归9 g，南川芎6 g，生甘草3 g，合欢皮12 g，千年健12 g，首乌藤15 g，制黄精9 g，广陈皮6 g，淡苁蓉9 g。10剂。上药共煎两汁，混合，加红枣肉750 g、胡桃肉250 g、桂圆肉250 g、阿胶（烊冲）500 g，煎熬成膏状。服法：每日3次，每次2匙，加温水送服。

【按语】膏滋药是中医治疗的一大特点，"冬令进补"针对患者全身体质，对症用药，自冬至起服用，是一种常规用法。上方针对患者腰椎间盘突出症慢性期，脾肾不足之特点，有针对性地给予纠正，全方重在健脾益肾，先天与

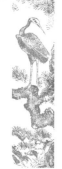

后天并顾,以强壮筋骨、固腰。本方以健脾益肾为大法,腰痛患者临证中药,尤以膏方多用滋肾之品,且多平补阴阳。针对本患者脉软、舌淡红的表现,方中滋肾菟丝子、巴戟天、淡苁蓉、补骨脂,针对肾亏不足之征象选择应用口菟丝子甘、辛,微温,禀气中和,既可补阳、又可益阴,温而不燥,补而不滞;巴戟天性味同菟丝子,其特点为补而兼散,专入下焦;淡苁蓉补阳而不燥,滋润而不腻,"补而不峻,其力和缓"故以此三味滋肾,方中选补骨脂旨在加强滋补肾阳功效。患者苔薄腻,故先以健脾化湿之剂作为开路药,先行清理肠胃,化食消积,这与传统膏滋药应用先清后补,补中寓清相一致。

案11 李某,女,48岁。

初诊:2001年4月15日。

主诉:腰及下左臀、大腿疼痛半年。

病史:1999年11月突发腰及下左臀、大腿疼痛,以前腿有酸痛史,CT扫描示脊柱骨质疏松,L5-S1椎间盘膨出。1993年作子宫切除术、双侧卵巢切除术。

检查:腰椎稍有侧弯,直腿抬举左60°、右75°,左拉试验(±),膝反射存在,肌力佳,脊柱骨质疏松,双膝、左髌骨无摩擦,左膝上侧间隙压痛。脉偏细,舌偏红,苔净。

诊断:椎间盘突出症(L5-S1,西医);腰腿痛(正虚血瘀型,中医)。

治则:温补肾阳,活血消肿。

处方:

(1)枸杞子9g,山萸肉9g女贞子9g,楮实子9g,厚杜仲9g,续断肉9g,川牛膝9g,全当归9g,杭白芍12g,淫羊藿9g,生甘草3g,制首乌12g,孩儿参15g,大枣6枚。7剂。

(2)手法:每周1次。

(3)蒸敷方。

二诊:2001年4月22日。

症状明显好转,直腿抬举70°,舌质较淡,脉较前有力。再以手法及药物治疗。

处方:孩儿参15g,全当归9g,杭白芍9g,南川芎6g,枸杞子12g女贞子

9 g,楮实子9 g,山萸肉9 g,厚杜仲9 g,续断肉9 g,制首乌9 g,川牛膝9 g,淫羊藿9 g,合欢皮9 g,生甘草3 g,大枣6枚。14剂。

三诊：2001年6月2日。

近日劳累腰腿痛疼痛加剧,直腿抬高40°左右,小腿外侧皮肤感觉减退,脉平,苔薄白,舌质红。再予活血益气、消肿通络。

处方：孩儿参15 g,怀山药9 g,制首乌12 g,当归9 g,川芎9 g,白芍12 g,牛膝9 g,大枣6枚,延胡索9 g,鹿衔草9 g,鸡血藤9 g,合欢皮12 g,茯苓9 g,甘草3 g。7剂。

四诊：2001年6月10日。

直腿抬高已达60°,舌淡、苔薄,脉软。再以益气活血、通络止痛。

处方：孩儿参15 g,制首乌9 g,生黄芪9 g,山药9 g,川芎6 g,牛膝9 g,延胡索9 g,鹿衔草12 g,汉防己12 g,茯苓9 g,白芍9 g,合欢皮9 g,鸡血藤12 g,厚杜仲9 g,柏子仁9 g,炒枣仁9 g,夜交藤12 g,生甘草3 g。14剂。

五诊：2001年7月15日。

腰椎间盘突出症直腿抬举正常,肌力佳,脉细,苔薄腻。再以益气活血通络。

处方：生黄芪9 g,孩儿参15 g,全当归9 g,炒白芍9 g,炒丹参9 g,炙甘草3 g,糯稻根9 g,川牛膝9 g,延胡索9 g,后杜仲9 g,柏子仁9 g,炒枣仁9 g,合欢皮9 g,续断肉9 g,淫羊藿9 g,稽豆衣12 g。14剂。

六诊：2001年7月29日。

腰椎间盘突出症左下肢仍有酸楚不舒,脉偏细,苔净,出汗少,神疲乏力。宜益气活血、滋补肝肾。

处方：陈皮6 g,上黄芪30 g,孩儿参15 g,全当归9 g,炒白芍12 g,炒延胡索9 g,巴戟天9 g,楮实子18 g,淫羊藿9 g,续断9 g,川牛膝9 g,首乌藤12 g,稽豆衣12 g,合欢皮12 g,炒枣仁9 g,柏子仁9 g,甘草3 g。14剂。

七诊：2001年8月7日。

脉平,苔净,少有疲劳感,睡寐饮食较佳。再宜原方加减。

处方：生黄芪9 g,孩儿参15 g,当归9 g,白芍9 g,巴戟天9 g,淫羊藿9 g,楮实子9 g,女贞子9 g,续断肉9 g,杜仲9 g,牛膝9 g,合欢皮9 g,首乌藤15 g,

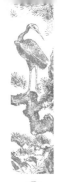

黑穞豆12g,甘草3g,炒枣仁9g,柏子仁9g,绿梅花6g,芡实9g。14剂。

八诊:2001年10月29日。

腰椎间盘突出症症状已不明显,久坐后左骶髂关节疼痛,左"4"字试验(±),局部有压痛,脉平,苔薄白。嘱加强腰背导引。

【按语】腰椎间盘突出、骨质疏松、骨质增生总体来说还是以慢性多见,一般都需要较长时间的调养。上例用膏滋药是长期中药调理的一种方式,临床更多的则是中药汤剂调理。中药调理应该是辨证施治为主,但是"病来如山倒,病去如抽丝",尤其是慢性疾病,需要较长时间的用药,这就要有相对稳定的辨证思路,根据治疗效果,可以随症加减,微调。本案每次中药处方都有变化,辨证侧重点也有不同,但是一直围绕补肾和活血两方面。

案12 陈某,男,33岁。

初诊:2000年9月4日。

病史:2周前,因腰椎间盘突出症急性发作在广州行手术治疗。现腰痛难忍、双下肢胀痛。

检查:腰部后正中约L4-5部位有手术瘢痕,腰部活动受限。直腿抬高右40°左右、左10°左右,左膝反射迟钝。苔薄腻,脉平。

诊断:腰椎间盘突出术后(西医);腰痛(气血不足、脾土虚阴型,中医)。

治则:健脾益气,活血通络止痛。

处方:陈皮6g,白术9g,茯苓9g,山药9g,当归9g,白芍9g,丹参9g,甘草3g,楂、曲(各)9g,延胡索9g,土鳖虫6g,合欢皮9g,落得打9g,薏苡仁12g,大枣5枚。7剂。

二诊:2000年9月11日。

腰部疼痛已减,苔腻,脉略细,舌略暗,再拟和血止痛。

处方:当归9g,丹参9g,白芍12g,土鳖虫6g,延胡索9g,西红花3g,鹿衔草12g,牛膝9g,六神曲6g,薏苡仁15g,茯苓9g,甘草3g,陈皮6g,杜仲9g,落得打9g,大枣5枚。5剂。

三诊:2000年9月16日。

腰痛已有明显减轻,夜寐不实,苔腻,舌偏暗,脉平。再予活血化瘀通络止痛。

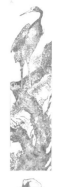

处方：全当归9g，炒丹参9g，杭白芍12g，土鳖虫6g，西红花36g，延胡索9g，牛膝9g，合欢皮9g，落得打9g，六神曲6g，茯苓9g，鹿衔草12g，陈皮6g，甘草3g，炒枣仁9g，柏子仁9g。7剂。

四诊：2000年9月22日。

腰部时有板滞感，直腿抬举如前，脉稍弦，苔薄腻。此乃脾失健运、腰背气血运行失畅，再以健脾活血止痛。

处方：陈皮6g，怀山药9g，川牛膝9g，焦山楂、焦神曲各9g，白术12g，大生地12g，虎杖根9g，延胡索9g，茯苓9g，紫丹参9g，土鳖虫4.5g，甘草3g，合欢皮9g，川地龙9g，落得打9g，焦谷芽、麦芽各9g。7剂。

五诊：2000年9月29日。

腰椎间盘突出症术后腰痛明显减轻，腿时有板滞感；手法松解左腰骶棘肌及臀肌，做直腿抬高50°。苔脉同前。再予前法出入。

处方：广陈皮6g，生白术12g，茯苓9g，山药9g，当归9g，炒白芍12g，甘草3g，丹参9g，土鳖虫6g，川红花9g，焦山楂、焦神曲各9g，炒薏苡仁15g，落得打9g，川牛膝9g，炒杜仲9g，续断炭9g，大枣5枚。7剂。

六诊：2000年10月13日。

腰椎间盘突出症术后，仍有腰部僵硬。检查：直腿抬高左侧40°~45°、右侧60°~70°。脉偏弦，舌质红，苔薄白。大便干燥，胃纳一般。再以理气活血止痛。

处方：青、陈皮各6g，江枳壳4.5g，茯苓9g，当归9g，赤芍9g，丹皮9g，丹参9g，土鳖虫6g，川大黄9g，延胡索9g，牛膝9g，汉防己9g，甘草3g。7剂。另蒸敷方8包，热敷，每日2次，每包用3日。

七诊：2001年1月28日。

腰痛已有明显好转。检查：腰椎仍有侧弯，左直腿抬高已达70°，肌力正常，脉速，苔薄，大便次数仍4~5次，梦多。再予活血健脾、养心安神。

处方：潞党参15g，杭白芍9g，丹参9g，合欢皮9g，茯苓9g，山药9g，柏子仁4.5g，甘草3g，枣仁9g，夜交藤12g，煨木香9g，炒白术12g，杜仲9g，续断9g，桑寄生9g，谷芽、麦芽各9g，香扁豆6g，煨葛根9g。14剂。

【按语】近来腰椎间盘突出症手术越来越多，不免有疗效不佳者，如何治

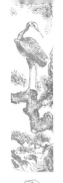

疗腰椎间盘突出症手术后的患者也是临床面临的常见问题。本例患者术后2周,疼痛剧烈,李国衡先生辨证为气血不足、脾虚失运,其治疗原则是健脾益气、活血通络止痛,可以认为患者本是气血不足、脾胃虚弱,但是手术是一种创伤,多有瘀血,故治以活血通络止痛,用药和腰椎间盘突出症急性期相似。相反的健脾益气药只是占较小的比例。而蒸敷方初期并未使用,直至六诊,腰痛已经明显好转才开始应用。也未进行手法治疗。这些都和急性期的处理原则相似,但并不是绝对,可以根据实际情况使用。

第四节　李飞跃教授腰椎间盘突出症辨证施治

李飞跃(1958年—),魏氏伤科第二十三代代表性传承人,上海交通大学医学院附属瑞金医院伤科主任医师,上海市伤骨科研究所副所长,第四届上海市名中医,上海市中医药学会理事、骨伤科分会主任委员,中华中医药学会骨伤分会常务委员,第四、五、六、七批全国老中医药专家学术经验继承工作指导老师。曾以第一负责人承担"十一五"国家科技攻关计划及上海市科委、上海市卫生局相关科研项目近十项,在国内核心期刊发表相关学术论文30余篇,主编《魏氏伤科治疗学》《海派中医魏氏伤科传承与发展》等专著。主持上海市中医药事业发展三年行动计划——海派中医魏氏伤科传承研究基地建设项目,获上海市中医药科技进步二等奖1项、著作奖1项。2007年被上海市卫生局授予"发展上海中医药事业、弘扬传统中医特色优势突出成绩奖";2020年被上海市卫健委、上海市中医药管理局授予"上海市中医药杰出贡献奖"。

一、李飞跃教授腰椎间盘突出症临床辨证分型及内治方药

李飞跃教授治疗本病从辨病与辨证结合出发,主张分期与分型相结合论治,具体分型论治及治疗如下。

(一)气滞血瘀型

临床表现:腰痛剧烈,压痛明显,腰部活动受限明显,舌质暗,脉弦涩。

治则:理气活血,通络止痛。

常用方药:行气二地汤或逐痹通络汤加减。青皮、陈皮、枳实、生地、川芎、当归、丹参、白芍、川地龙、地鳖虫、桃仁、延胡索、川牛膝或伸筋草、落得打、生地、川芎、当归、川地龙、地鳖虫、川牛膝、川木瓜、延胡索、络石藤、白芍等。

（二）血瘀阻络型

临床表现:腰腿痛如刺,痛有定处,日轻夜重,腰部板硬,俯仰旋转受限,痛处拒按。舌质暗紫,或有瘀斑,舌苔薄,质偏暗,脉迟。

治则:活血化瘀,软坚阵痛。

常用方药:行气二地汤及逐痹通络汤加减。三菱、莪术、生蒲黄、大黄、三七、乳香、没药等。

（三）寒湿型

临床表现:腰腿冷痛重着,转侧不利,静卧痛不减,受寒及阴雨加重,肢体发凉。舌质淡,苔白或腻,脉沉紧或濡缓。

治则:散寒化湿,通络止痛。

常用方药:麻桂温经汤或蠲痹汤加减。桂枝、麻黄、白芷、细辛、羌活、防风、片姜黄、海风藤、白花蛇舌草、威灵仙、白芍、附子、独活、秦艽、川芎等。

（四）湿热型

临床表现:腰部疼痛,腿软无力,痛处伴有热感,遇热或雨天痛增,活动后痛减,恶热口渴,小便短赤。苔黄腻,脉濡数或弦数。

治则:清化湿热,通络止痛。

常用方药:四妙丸、加味二妙丸加减。苍术、黄柏、土茯苓、猪苓、薏苡仁、萆薢、南星、络石藤、海桐皮、秦艽、当归、川牛膝、防己等。

（五）肝肾亏虚型

临床表现:腰酸痛,腿膝乏力,劳累更甚,卧则减轻。偏阳虚者面色㿠白,手足不温,少气懒言,腰腿发凉、阳萎、早泄,或带下清稀,舌质淡,脉沉细。偏阴虚者,咽干口渴,面色潮红,倦怠乏力,心烦失眠,多梦或有遗精,妇女带下色黄味臭,舌红少苔,脉弦细数。

治则(偏阳虚):温补肾阳,通络止痛。

常用方药:右归丸(饮)加减。附片、肉桂、鹿角胶、熟地、山药、山茱萸、

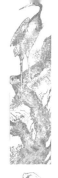

当归、菟丝子、淫羊藿、茯苓、补骨脂、肉苁蓉、续断等。

治则(偏阴虚):滋肾益阴,通络止痛。

常用方药:左归丸(饮)或当归地黄丸加减。龟甲、鳖甲、熟地、山茱萸、山药、枸杞子、菟丝子、杜仲、怀牛膝、泽泻、丹皮等。

治则(阴阳俱损):滋补肝肾,益气活血止痛。

常用方药:杜仲丸(《医学入门》)或杜仲散(魏氏伤科秘方)加减。杜仲、补骨脂、续断、淫羊藿、骨碎补、黄芪、当归、怀牛膝、川牛膝、槲寄生、乳香、没药等。

(六)气虚瘀滞型

临床表现:腰腿疼痛或麻木,同时有神疲乏力,少气懒言,面色苍白等表现。

治则:益气化瘀,通络止痛。

常用方药:圣愈汤及补阳还五汤等加减。黄芪、党参、当归、川芎、云茯苓、丹参、桃仁、落得打、川牛膝、路路通、延胡索、络石藤等。

第五节　李飞跃教授治疗腰椎间盘突出症临床验案

案1　伍某,男,49岁。

初诊:2017年10月19日。

主诉:左腰臀部酸痛不适4个月。

现病史:患者4月前无明显诱因下出现左腰臀部酸痛不适,无下肢牵制放射痛及下肢麻木症状,无外伤史,未予以正规治疗。曾外院腰椎间盘CT检查示:L5-S1椎间盘轻度膨出,小关节部分增生,左侧隐窝局部狭窄。

查体:腰椎轻度侧弯,腰椎活动度:前屈45°、后伸10°、左右侧屈20°,腰椎屈伸受限,双髋关节活动正常,双下肢屈伸拇肌力V级,双直腿抬高70°,双小腿及足背皮肤感觉对称,双膝、踝反射引出。舌淡红,苔薄,脉细。

诊断:腰椎间盘退行性变(西医);腰痹证(气血亏虚型,中医)。

处方:

(1)蒸敷方7包,外敷,一日2次,一次1包。

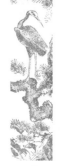

（2）腰椎MRI检查，进一步明确椎间盘突出程度及椎管狭窄情况。

二诊：2017年11月7日。

病史同前，患者诉左腰臀部疼痛程度较前略减轻，腰椎活动较前改善。腰椎MRI示：腰椎间盘退变伴膨出。舌淡红，苔薄，舌边齿印，脉细。证属肝肾气血不足，筋络失养；拟补肝肾，益气血，通经络，止痹痛。

处方：

（1）黄芪15 g，党参12 g，当归9 g，川芎6 g，白芍9 g，熟地12 g，陈皮6 g，茯苓12 g，杜仲12 g，桑寄生9 g，菟丝子9 g，淫羊藿9 g，山萸肉12 g、延胡索9 g、肉桂6 g、秦艽6 g、甘草3 g。7剂。

（2）继蒸敷方2包，外敷，用法同前。

三诊：2017年11月21日。

左腰及骶尾部仍有酸痛，腰椎后伸活动仍受限.舌红，苔薄腻，脉细。证属肝肾气血不足兼夹脾虚。原方出入，酌加强益脾祛风除湿止痛。

处方：

（1）行ESR、HLA-B27、CRP、RF、ASO检查。

（2）2017年11月7日方去熟地，加白术12 g、独活9 g。7剂。

（3）蒸敷方4包，外敷，用法同前。

（4）局部三七巴布膏外贴，一日1次，一次12 h，一贴膏药用2次。

四诊：2017年12月5日。

化验结果：ESR 18mm/h，HLA-B27（-），CRP 0.28 mg/L，RF 20 U/L，ASO 101 U/mL。左腰骶疼痛有改善，行走后有不适。舌边齿印明显，舌淡红，苔薄，脉细。证属气血不足、经络痹阻，再拟益气养血活血、舒筋通络。

处方：

（1）黄芪30 g，党参15 g，黄精9 g，白术12 g，川芎6 g，当归9 g，茯苓12 g，丹参9 g，伸筋草15 g，秦艽6 g，川牛膝9 g，怀牛膝9 g，延胡索9 g，络石藤18 g，白芍12 g，金雀根12 g，甘草3 g。7剂，煎服。

（2）蒸敷方4包，外敷，用法同前。

五诊：2017年12月19日。

左腰骶疼痛好转，夜间睡眠稍差。舌红，舌边见齿印，苔薄，脉细，拟益

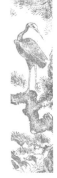

气壮腰调治。

处方：

(1)扶气片2瓶,口服,一日3次,一次4片。

(2)蒸敷方4包,外敷,用法同前。

六诊:2018年1月2日。

左腰部仍有酸胀,程度较前减轻。查体:左L4水平骶棘肌外缘压痛(+)。舌淡红,苔薄,脉细。证属肾虚精亏、经络失养,治拟滋肾活血、通络止痛。

处方：

(1)杜仲12 g,桑寄生9 g,续断9 g,肉苁蓉9 g,淫羊藿9 g,黄芪15 g,当归9 g,延胡索9 g,甘草3g。7剂。

(2)蒸敷方4包,外敷,一日2次,一次1包。

随访:1月后随访,患者腰部疼痛减轻,行走活动较前有改善。

【按语】本例患者以左腰腿痛症状为主症,首诊辨证为气血不足、筋骨失养,先予以魏氏经典验方蒸敷方外敷,同时结合现代西医诊疗技术磁共振检查进一步明确诊断。二诊辨证为肝肾气血不足、经络失养,李师针对这类患者,多以圣愈汤、八珍汤、独活寄生汤、魏氏杜仲散加减。本例患者数次治疗,用方改变的主要依据是根据患者主诉腰部酸楚疼痛症状明显,故以补益肝肾用药加强治疗。

案2 沈某某,男,51岁。

初诊:2018年1月9日。

主诉:腰痛伴左足背牵制不适3个月。

现病史:患者诉3月前出现腰痛及左足背疼痛不适,同时伴有下肢麻木症状,行走无明显间歇性跛行,否认外伤史。外院腰椎MRI检查示:L4-5偏中央椎间盘突出。曾行推拿、针灸治疗数次,症状改善不明显。

查体:腰椎无明显侧弯,腰椎活动可,腰椎L4-5棘间压痛(+),左臀上居髎穴压痛(+),双直腿抬高正常,双髋4字试验(-),左伸踇肌肌力Ⅳ°,左屈踇肌肌力Ⅴ°,双小腿及足背皮肤感觉对称,双膝反射引出,双踝反射引出,双下肢病理征(-)。舌红,苔薄,脉细。

诊断:腰椎间盘突出症(西医);腰痛病(经络痹阻型,中医)。

处方：

(1)下肢肌电图检查进一步明确神经根损害情况。

(2)拟舒筋通络止痛，魏氏伸筋活血合剂(院内制剂)×2瓶，口服，每日2次，每次15 ml，温水兑服。

(3)弥可保片2盒，口服，一日3次，一次1片。

(4)蒸敷方4包，外敷，一日2次，一次1包，每包中药连用2~3日。

二诊：2018年1月16日。

病史同前，自述上次服药后腰痛症状改善，足背疼痛症状及麻木症状改善不明显。2018年1月9日外院肌电图示：左L5神经根损害改变。查体：左伸蹠肌肌力同前。舌偏红，苔薄腻，脉细。证属脾虚湿滞、经络痹阻、筋骨失养；拟健脾化湿、通络强筋止痛。

处方：白术12 g，山药9 g，白扁豆6 g，茯苓12 g，陈皮6 g，当归9 g，川芎6 g，川牛膝9 g，怀牛膝9 g，楮实子12 g，千年健15 g，鸡血藤15 g，甘草3 g。14剂。

三诊：2018年1月30日。

腰痛及左足背疼痛症状较前改善，左伸蹠肌肌力Ⅳ级，苔脉同前。湿邪未去、伏滞经络、筋痿无力，今拟方重在祛湿通络。

处方：

(1)苍术12 g，白术12 g，川朴6 g，藿香9 g，薏苡仁15 g，陈皮6 g，半夏9 g，木香6 g，柴胡9 g，枳壳6 g，茯苓12 g，川牛膝9 g，伸筋草15 g，甘草3 g。7剂。

(2)建议针灸治疗。

【按语】此例患者为腰椎间盘突出症，主要以腰背痛及下肢麻木症状为主，主要体征为左伸蹠肌肌力减退，外院下肢肌电图示：L5神经根受损。现代医学认为肌力分6级，本例肌力Ⅳ级，说明腰脊神经根受损已较明显。结合患者苔脉，李师辨证其为脾虚湿滞、筋痿无力，用药突出以益脾化湿为重点，辅以通络强筋。方中楮实子，味甘，性寒。古代医家对其论述较多、且各有侧重。如关于性味，《别录》认为该药"味甘，寒，无毒"，而《本草通玄》则认为其"甘，平"。关于其归经，一般认为，该药入肝、脾、肾经。但《雷公炮制药

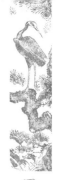

性解》载气"入肾经"，《本草经疏》言其"入足太阴经"，《本草新编》谓其"入肾、肝二经"。关于它的作用，各家之说也不尽相同。《别录》记载的楮实子作用是："主阴痿水肿，益气，充肌肤，明目。"《日华子本草》(即《大明本草》)说它能："壮筋骨，助阳气，补虚劳，助腰膝，益颜色。"《本草汇言》的记载是："健脾养肾，补虚劳，明目。"三诊时李师用该药的主要依据是患者舌红、苔薄腻、脉细，用以健脾燥湿调治，加强祛湿之力，以期本复。

案3 薛某某，女，33岁。

初诊：2017年12月26日。

主诉：右下肢麻木不适半个月。

现病史：患者半月前无明显诱因下出现右下肢麻木不适，无明显腰痛及下肢放射痛，1周前外院经推拿针灸后加重。外院腰椎MRI检查结果示：L5-S1右侧椎间盘突出。

查体：腰椎无明显侧弯，腰椎活动度正常，腰椎棘间压痛不明显，右臀部居髎穴压痛(±)，双侧髋部"4"字试验(-)，双下肢直腿抬高80°，双下肢伸屈踇肌肌力Ⅴ级，双跟反射未引出。舌偏胖、质淡，苔薄，脉细。

诊断：腰椎间盘突出症(西医)；腰痹证(气血亏虚型，中医)。

治则：益气养血荣筋。

处方：黄芪15 g，党参12 g，白术12 g，茯苓12 g，川芎6 g，当归9 g，熟地12 g，白芍9 g，柴胡9 g，鸡血藤15 g，络石藤18 g，川牛膝9 g，怀牛膝9 g，甘草3 g。7剂，煎服。

二诊：2018年2月6日。

患者门诊转方一次，药后右下肢麻木稍有改善。舌淡、苔薄，脉沉细。证属气血肝肾不足、经络失养，再拟益气养血，滋补肝肾

处方：

(1)黄芪15 g，党参15 g，白术12 g，川芎9 g，当归9 g，茯苓12 g，熟地12 g，炙甘草6 g，络石藤18 g，川牛膝9 g，怀牛膝9 g，鸡血藤15 g，杜仲12 g，桑寄生9 g，续断9 g，菟丝子9 g，大枣3枚。14剂，煎服。

(2)弥可保2盒，口服，一日3次，一次1片。

【按语】此例腰椎间盘突出患者结合苔脉，属气血亏虚证，李师运用圣

愈汤配合舒筋通络药物为主治疗,既治气血亏虚之本,又疏经络不通之标。圣愈汤为中医补益剂名方,元代朱震亨将该方的生地易为白芍而录入《脉因论治》中,清代吴谦《医宗金鉴》一书中在原方基础上加入柴胡一味,仍名称圣愈汤,为气血双补之剂。二诊时患者麻木仍存,脉沉细,患者苔脉仅反应气血不足,且从中医脏腑学说看,肝肾不足可见筋失所养,筋络失于肾精濡养而致肢体麻木,故李师更方,在原补益气血基础上,酌以调补肝肾,加用杜仲、桑寄生、续断、菟丝子、大枣等补肾药物。杜仲,《雷公炮制药性解》言其"入肾经",配续断,功能补肝肾、利腰膝、固冲任,常用于肝肾不足所致诸症。通过补益肝肾,培元固本,使筋脉得到加强,从而缓解患者腰酸腿痛症状。

案4 陆某某,男,49岁。

初诊:2018年2月6日。

主诉:腰痛伴右下肢痛3月。

现病史:患者腰痛及右下肢放射痛3月余,无外伤,经休息、止痛药物治疗,症状未明显缓解。目前症状较为明显。

查体:腰椎活动无明显受限,直腿抬高基本正常,伸屈踇肌力V级,跟反射引出,右腰臀部轻压痛。舌偏红,苔腻,脉沉细。

诊断:腰椎间盘突出症(西医);腰痹症(痰湿阻络型,中医)。

治则:祛痰化湿,通络止痛。

处方:

(1)苍术12 g,白术12 g,川朴6 g,薏苡仁15 g,广陈皮6 g,半夏9 g,茯苓12 g,防己12 g,桂枝6 g,独活9 g,川牛膝9 g,怀牛膝9 g,地龙9 g,地鳖虫9 g,延胡索9 g,川木瓜18 g,路路通9 g,络石藤18 g,白芍12 g,甘草3 g。7剂。

(2)蒸敷方4包,外敷,一日2次,一次1包,1包药连用4~6次。

二诊:2018年2月11日。

腰腿部疼痛较前减轻,苔脉同前,效不更方,前方继进予原方7剂,同时继蒸敷方外用。

三诊:2018年3月1日。

腰腿部疼痛较前减轻,右下肢放射痛减轻,诉有腰酸。苔腻好转,舌淡

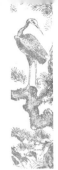

红,苔薄,脉细。此乃肾气不足、腰督失养,拟滋肾壮腰调治。

处方:杜仲12g,桑寄生9g,续断9g,淫羊藿9g,黄芪15g,当归9g,山萸肉9g,肉苁蓉9g,炙甘草6g,没药12g,延胡索9g。7剂。

四诊:2018年4月10日。

右下肢疼痛已愈,腰酸好转,时有腰部不适。MRI示:L4-5椎间盘突出,颈椎间盘膨出。查体:腰椎活动可,霍夫曼征阴性,苔腻好转。

处方:

(1)暂停内服中药。

(2)腰部蒸敷方7帖热敷。

五诊:2018年4月17日。

诉劳累后腰痛,舌偏红,舌根部薄腻,脉偏细。证属湿浊夹热、侵聚腰部,治拟清化湿热、疏经止痛。

处方:黄柏9g,枳壳9g,竹茹9g,猪苓9g,陈皮6g,半夏9g,薏苡仁15g,胆南星6g,防己12g,杜仲12g,续断9g,桑寄生9g,延胡索9g,甘草3g。14剂。

【按语】腰椎间盘突出症中医辨证分型常见气滞血瘀、风寒湿滞、肝肾虚损型,但临床多虚实夹杂。本例中医辨证湿浊阻络,李师当以祛湿通络为主,处方苍术、白术、川朴、薏苡仁祛痰化湿,广陈皮、半夏理气和胃,茯苓、防己、桂枝化湿通络,独活、川牛膝、怀牛膝、地龙、地鳖虫、延胡索、川木瓜、路路通、络石藤舒筋通络,白芍、甘草缓急止痛。方以化湿为主,湿邪去则经络畅。二诊时患者症状减轻,效不更方。三诊时患者腰腿部症状进一步缓解,出现乏力酸胀,苔腻好转,脉细,症见肝肾亏虚,中药调整滋肾壮腰,李师予魏氏伤科杜仲散加减。方中杜仲、桑寄生、续断、淫羊藿、肉苁蓉补肝益肾,黄芪、山萸肉补益脾气,脾肾互为依存,脾胃为后天之本,肾为先天之本,在生理和病理上相互影响,骨补肾常与健脾补益同用,没药活血、延胡索止痛、炙甘草调和诸药。四诊时患者合并颈部不适,腰部症状好转,李老师予暂停中药,予魏氏伤科蒸敷方外用促进经络疏通。五诊时舌偏红,舌根部薄腻,脉偏细,李师其辨为湿滞夹热、侵聚腰部,治以清化湿热、疏腰止痛。方中用黄柏、枳壳、竹茹、猪苓清热化湿;陈皮、半夏理气和胃,薏苡仁、胆南星、防己化湿,杜仲、续断、桑寄生本为补肝肾、壮腰膝之品,杜仲味甘,性温,湿热腰痛者慎用,本案中用之与清化湿热诸药合用,使甘温之性得减,同时应用时间控制。

案5 王某某,男,57岁。

初诊:2018年2月1日。

主诉:右臀下肢外侧酸痛麻木二三年余。

现病史:患者右臀下肢外侧酸痛麻木已有二三年,同时伴有间歇性跛行症状,行走无力,每次约行走100 m需要站立休息。2017年11月外院腰椎MRI示:腰椎L3-S1多节段椎间盘突出,腰椎L3-5明显椎管狭窄。

查体:腰椎无明显侧弯,腰椎活动前屈及左右侧屈均正常,后伸受限。右臀上居髎穴压痛(+),双直腿抬高可,双下肢伸屈跗肌肌力V°,双侧跟腱反射未引出。苔厚腻,脉小滑。

诊断:腰椎间盘突出症伴腰椎管狭窄症(西医);腰痹证(湿邪阻络、经络痹阻型,中医)。

治则:燥湿通络止痛。

处方:

(1)苍术12 g,白术12 g,川朴6 g,薏苡仁15 g,陈皮6 g,茯苓12 g,防己9 g,地龙9 g,地鳖虫9 g,川牛膝9 g,路路通9 g,川木瓜18 g,伸筋草15 g,白芍12 g,甘草3 g。14剂。

(2)威利坦1盒,口服,每日2次,每次2片;

(3)弥可保3盒,口服,每日3次,每次1片;

(4)蒸敷方10包,外敷,每日2次,每次1包,每包药连用2日。

二诊:2018年2月13日。

右臀下肢外侧酸痛改善,麻木症状改善不明显。舌偏红,苔腻,脉细。证属湿邪内蕴部分蕴热、经络痹阻,治拟清热化湿、通络止痛。

处方:

(1)2018年2月1日方加落得打15 g、川芎9 g。14剂。

(2)蒸敷方10包,用法同前。

【按语】此例患者为腰椎间盘突出合并腰椎椎管狭窄,临床间歇性跛行

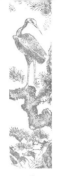

症状明显,在治疗上李师主张内外合治,首诊依据苔脉辨为湿浊阻络、经络痹阻证,李师首先燥湿通络止痛,方中苍术为常用燥湿健脾要药,《珍珠囊》称"清肿湿非此药不能除",湿邪去则气血通,经行畅利,所谓有行瘀开郁之效。二诊时加用落得打、川芎,加强清热活血。落得打是民间治疗跌打损伤的药,清代吴仪洛《本草从新》首载:"落得打,宣、行血止血。甘平。治跌打损伤及金疮出血,并用根煎。能行血,酒炒;又能止血,醋炒。或捣敷之,不作脓。苗高人许,叶如薄荷,根如玉竹而无节,捣烂则粘。"《本草求原》言其性味为:"甘、淡、辛,寒。"入肝、脾、肾经。此药本身具有清热利湿、解毒消肿之功。用于此例患者,既能进一步解除湿热之象,又能活血通络。配合川芎能行气活血,使患者症状得到进一步改善。

案6 颜某某,女,34岁。

初诊:2018年2月27日。

主诉:腰部疼痛1月。

现病史:患者腰部疼痛不适1个月,无明显下肢反射痛,否认明显外伤史,休息后症状无明显改善。

查体:腰椎活动无明显,腰椎L4水平双侧骶棘肌压痛(+),双侧臀部压痛不明显,双下肢直腿抬高正常,双下肢伸屈踇肌肌力V级,双膝、踝反射引出。舌质淡红,苔薄,脉细。

诊断:腰痛(腰肌劳损可能,西医);腰痹证(气血亏虚型,中医)。

处方:

(1)伸筋活血汤2瓶,口服,每日2次,每次15 ml;

(2)腰椎MR检查进一步明确诊断。

二诊:2018年3月6日。

患者诉腰痛症状改善不明显,近来自感夜寐差,白天时有乏力症状,腰椎MRI检查未见明显椎间盘突出。查体:腰椎L4水平双侧骶脊肌压痛(+)。舌红,舌边见齿印,苔薄,脉细。

诊断:腰肌劳损(气血亏虚、腰督失养证)。

治则:益气壮腰止痛,兼以安神。

处方:黄芪15 g,党参15 g,白术12 g,川芎6 g,当归9 g,熟地12 g,茯苓

12 g,杜仲12 g,续断9 g,肉苁蓉9 g,夜交藤15 g,合欢皮12 g,甘草3 g,延胡索9 g,没药12 g。7剂。

【按语】本例患者腰痛1月,临床检查无坐骨神经刺激症状,临床检查压痛点为腰椎L4水平骶棘肌,临床诊断腰肌劳损。根据苔脉辨证为气血亏虚、腰脊失养。李师首诊运用魏氏成药伸筋活血汤口服舒筋通络,活血止痛,同时进一步做腰椎MR检查;二诊运用圣愈汤加减为主,圣愈汤源自《兰室秘藏》卷下,由生地、熟地、白芍、川芎、人参(一般用潞党参)、当归、黄芪组成,具补气、补血、摄血之功用,主治诸恶疮血出过多、心烦不安、不得睡眠,现代临床一般认为症见气血亏虚均可应用。本例在圣愈汤基础上,针对腰脊失养,酌和以杜仲、续断、肉苁蓉壮腰补肾,同时配以延胡索、没药止痛,合欢皮、首乌藤宁心安神。

案7 陈某某,女,72岁。

初诊:2018年3月6日。

主诉:腰部及双大腿外侧疼痛不适2年余。

现病史:患者腰部及双大腿外侧疼痛不适2年,无明显小腿麻木症状及行走无力,无明显间歇性跛行,卧床休息后症状改善不明显。曾在外院腰椎平片示:腰椎侧弯伴广泛骨质增生。腰椎CT检查示:L4-S1椎间盘突出。

查体:腰椎侧弯,腰椎L4-5棘旁压痛(+),双侧臀部居髎穴压痛(+),腰椎活动度:前屈65°后伸20°左右侧屈25°,双下肢伸直活动轻度受限,双下肢伸屈跗肌肌力Ⅴ级,双小腿及足背皮肤感觉对称。舌偏红苔少,舌中有裂纹,脉细偏数。

诊断:腰椎退变、腰椎间盘突出症(西医);腰痹证(肝肾阴虚、腰腿经络痹阻型,中医)。

处方:

(1)生地12 g,山萸肉12 g,丹皮6 g,茯苓12 g,泽泻9 g,山药9 g,制玉竹9 g,川牛膝9 g,地鳖虫9 g,路路通9 g,延胡索9 g,络石藤18 g,赤芍9 g,白芍9 g,甘草3 g。7剂。

(2)蒸敷方包,外敷,一日2次,一次1包。

(3)建议腰椎MRI检查进一步明确腰椎间盘突出程度。

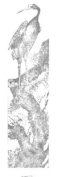

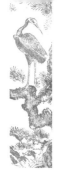

二诊:2018年3月20日。

腰腿痛症状较前减轻,2018年3年15日外院腰椎MRI示:腰椎L3-4、L4-5、L5-S1椎间盘突出,L4/5椎体骨髓水肿。苔脉同前。

处方:

(1)三七断骨巴布膏2盒,外贴,一日1次,每次1~2片,一次12 h。

(2)继前法为治,加强补肾行瘀止痛,上方加骨碎补9 g、三七6 g。7剂。

【按语】此例患者年过70岁,肝肾本已亏虚,舌偏红苔少,舌中有裂纹,脉细偏数,同时伴有广泛骨质增生,证属肝肾阴虚,李老初诊予以六味地黄丸加减,配合地鳖虫、路路通、延胡索、络石藤以加强舒筋通络。络石藤为魏氏伤科常用药,味苦,性微寒,功效主要为通络止痛,李师临床善用此药主治腰臀酸痛、筋脉拘挛。《本草正义》曾记载此药"善走经脉,通达肢节"。李师也取其通血脉,调达经络,通利关节作用。二诊时,李师加强补益肝肾,酌加强行瘀止痛。骨碎补味苦,性温,入肝、肾经,既能补肾,又能活血,同时配合三七行瘀止痛,能够进一步缓解患者疼痛。

案8 吴某某,女,50岁。

初诊:2018年3月27日。

主诉:右臀部及下肢外侧放射痛2月。

现病史:患者2月前无明显诱因下出现右臀部及下肢外侧放射痛,无明显腰痛,行走无明显间歇性跛行。外院腰椎间盘CT检查示:腰椎L4-5椎间盘突出。曾在外院行针灸、密盖息肌注等治疗,效果一般。

查体:腰椎无明显侧弯,腰椎活动度:前屈85°、后伸10°、左右侧屈25°,腰部压痛不明显,右臀上居髎穴压痛(+),双下肢直腿抬高80°,双下肢"4"字试验(−),双下肢伸屈蹬肌肌力V级,双侧跟腱反射引出。舌淡红,苔厚腻,脉沉细。

诊断:腰椎间盘突出症(西医);腰痹证(痰湿阻络型,中医)。

治则:祛痰化湿,通络止痛。

处方:

(1)苍术12 g,川朴6 g,薏苡仁15 g,防己12 g,陈皮6 g,半夏9 g,僵蚕9 g,枳壳6 g,竹茹9 g,胆南星9 g,地龙9 g,地鳖虫9 g,马鞭草15 g,川牛膝

9 g,路路通 9 g,甘草 3 g,延胡索 9 g。7 剂,煎服。

（2）蒸敷方 4 包,外敷,一日 2 次,一次 30 min 左右,一包药连用 2~3 日。

（3）建议腰椎 MRI 检查。

【按语】李师临证,讲究四诊合参,根据苔脉辨证论治,尤其注重舌苔变化。此例患者湿象较为明显,证属痰湿内阻,予以四妙丸合二陈汤加减,同时配合地龙、地鳖虫等虫类药,加强祛风通络之功。另外,魏氏伤科蒸敷方组成为:当归、羌活、独活、威灵仙、络石藤、虎杖、红花、香加皮、桂枝、扦扦活。该方活血、疏风通络诸药合用,用的时候注意淋湿后隔水蒸,这样药性能够进一步渗透。一般患者外敷一月后皮肤可出现紫红色,达到此种状态疗效较佳。

案9　张某某,女,70 岁。

初诊:2018 年 4 月 26 日。

主诉:左侧腰腿痛 10 个月。

现病史:患者 10 个月前无明显诱因下出现左侧腰腿痛,无明显间歇性跛行,无下肢麻木症状,未予以正规治疗。2017 年 8 月外院腰椎 MRI 示:腰椎 L4-5 椎管狭窄,骶管囊肿,L4 滑脱可疑。

查体:腰椎活动正常,腰椎 L4-5 棘旁压痛(+),左臀上居髎穴压痛(+),右髋"4"字征(±),双抬腿可,双下肢肌力 V°,双膝反射引出,左跟腱反射不明显,腰臀部无压痛。舌偏暗,苔薄,脉细。

诊断:腰椎椎管狭窄,腰椎滑脱可能(西医);痹证(气虚血瘀、经络痹阻型,中医)。

处方:

（1）伸筋活血汤 2 瓶,口服,每日 2 次,每次 15 ml;

（2）血塞通 1 盒,口服,每日 2 次,每次 2 片;

（3）蒸敷方 4 包,外敷,每次 2 次,每次 30 min,每包药连用 2 d。

（4）腰椎动力位片检查。

二诊:2018 年 5 月 15 日。

左腰腿痛无好转,腰椎动力位片示:腰椎 L4 I°滑脱,苔脉同前。拟益气化瘀,通络止痛。

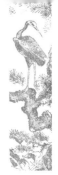

处方：

(1)黄芪45 g,当归9 g,红花3 g,丹参9 g,川芎6 g,桃仁9 g,赤芍9 g,伸筋草15 g,川木瓜18 g,路路通9 g,延胡索9 g,三七6 g,川牛膝9 g,甘草3 g。7剂,煎服。

(2)蒸敷方4包,用法同前。

三诊:2018年5月29日。

左腰腿痛症状减轻,舌暗好转,偏红,脉细。原方有效,拟上方加生地12 g。14剂。

【按语】此例患者为腰椎椎管狭窄,体征基本正常,以左侧腰腿痛为主要症状,结合苔脉,初诊辨为气虚血瘀证,李老拟对腰椎滑脱进行进一步程度判断,先行动力位摄片,治疗先予伸筋活血汤调治。二诊时患者症状改善不明显,结合苔脉,李师予补气活血通络的补阳还五汤为底,加用木瓜、路路通、伸筋草舒筋通络,三七、延胡索活血止痛。三诊时患者症状改善明显,舌暗好转,舌质偏红,脉细,李师辨为气虚兼有阴虚加用生地。生地一味,别名干地黄、原生地、干生地,味甘、苦,性微寒,入心、肝、肾经。功能滋阴清热、凉血补血,主治热病烦渴,内热消渴,骨蒸劳热,温病发斑,血热所致的吐血、崩漏、尿血、便血,血虚萎黄,眩晕心悸,血少经闭。《本草经疏》曰:"干地黄,乃补肾家之要药,益阴血之上品。"《本经逢原》曰:"干地黄,内专凉血滋阴,外润皮肤荣泽,病人虚而有热者宜加用之。"戴元礼曰:"阴微阳盛,相火炽强,来乘阴位,日渐煎熬,阴虚火旺之症,宜生地黄以滋阴退阳。"李师活血用药灵活多变。有的用凉血活血;有的则取药性辛温之品以温通行血,如川芎、红花、当归等。

案10 徐某某,女,75岁。

初诊:2018年1月30日。

主诉:腰痛伴右大腿及足底疼痛不适3年。

现病史:患者既往有腰椎间盘突出病史多年,2013年曾在外院行腰椎手术治疗。3年前无明显诱因下出现腰部、右大腿及足底疼痛不适,同时伴有右下肢麻木症状。2017年10月4日肌电图示:右下肢神经源性损害。腰椎MRI示:L4-5椎间隙狭窄,腰椎L4-5椎体融合内固定术后改变。

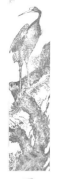

查体:腰椎无明显侧弯,腰椎活动受限,腰椎活动度:前屈65°、后伸15°、左右侧屈15°,腰痛L4-5棘旁压痛明显,右侧臀部居髎穴压痛(+),双下肢伸屈踇肌肌力Ⅴ级。舌偏暗,苔薄,脉弦。

诊断:腰椎间盘突出症术后、腰椎椎管狭窄(西医);腰痹证(瘀血内滞、经络闭阻型,中医)。

治则:活血化瘀,通络止痛。

处方:伸筋草15 g,川芎6 g,生地12 g,丹皮6 g,川牛膝9 g,地龙9 g,地鳖虫6 g,路路通9 g,延胡索9 g,川木瓜18 g,赤芍9 g,白芍9 g,甘草3 g。7剂,煎服。

二诊:2018年5月8日。

右腰腿足底痛无好转,舌淡略暗,苔薄,脉弦。改行理气活血、舒筋通络止痛为治。

处方:伸筋草15 g,川牛膝9 g,香附9 g,枳壳6 g,川芎6 g,当归9 g,川木瓜18 g,络石藤18 g,路路通9 g,地鳖虫9 g,延胡索9 g,没药9 g,白芍12 g,合欢皮12 g,甘草3 g。7剂,煎服。

三诊:2018年5月22日。

用药后症状有好转,近日时有头晕,血压略偏高,苔脉同前。再拟平肝舒筋通络止痛。

处方:珍珠母(先)15 g,白菊花6 g,伸筋草15 g,透骨草12 g,川芎6 g,当归9 g,川牛膝9 g,络石藤18 g,没药6 g,延胡索9 g,地鳖虫6 g,白芍12 g,甘草3 g,丝瓜络9 g。7剂,煎服。

四诊:2018年6月5日。

疼痛症状改善,下肢麻木症状无明显改善,舌偏暗,苔薄,脉偏弦。证属瘀血阻络、经络痹阻,再拟活血止痛,加强通络止痛之力。

处方:生地12 g,川芎6 g,丹皮9 g,白芍15 g,丹参9 g,川牛膝9 g,透骨草12 g,地鳖虫9 g,全蝎6 g,蜈蚣6 g,络石藤18 g,扦扦活15 g,甘草3 g。7剂,煎服。

【按语】此例患者以腰部及下肢疼痛为主症,结合苔脉,李师初诊辩证为瘀血阻络,予四物汤合芍药甘草汤加减,配伍舒筋通络,方中川芎、生地、赤

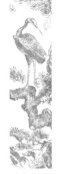

芍、丹皮、地龙、地鳖虫活血化瘀,伸筋草、川牛膝、路路通、延胡索、川木瓜舒筋通络,白芍,甘草缓急止痛。伸筋草一味,为魏氏伤科要药,其苦、辛、平,入肝、脾、肾经,功能:祛风除湿、舒筋活血,《植物名实图考》称其为"调和筋骨之要药",李师常用次要祛风通络,兼有舒筋功效。二诊时,患者症状改善不明显,结合苔脉,李师认为其症血瘀内滞,必当气行受阻,拟理气活血、舒筋通络,方中伸筋草、川牛膝、川木瓜、地鳖虫、延胡索、络石藤、路路通舒筋通络,香附、枳壳理气止痛,川芎、当归、没药活血化瘀,白芍、甘草缓急止痛,合欢皮宁心安神。三诊时,患者症状改善,但时有头晕且有高血压病史,李师认为肝阳偏盛,以平肝舒筋调治。方中珍珠母、白菊花平肝,伸筋草、透骨草、川牛膝、延胡索、络石藤、地鳖虫舒筋通络,川芎、当归、没药活血化瘀,白芍、甘草缓急止痛。四诊时,患者症状改善,但下肢麻木仍有,李师认为腰腿痛痹日久,痹阻经络,重用虫类药通邪开痹,其中蜈蚣、全蝎相配,功善走窜,通络逐瘀、祛风止痛,既可内走筋骨关节,又可外达经络,合地鳖虫逐瘀通络。生地、川芎、丹皮、白芍、丹参活血,川牛膝、透骨草、络石藤、扦扦活舒筋,甘草调和诸药。

案11 李某,女,46岁。

初诊:2018年5月17日。

主诉:腰部及左小腿胀麻加重6日。

现病史:患者素有腰椎间盘膨出病史多年,6日前无明显诱因下出现腰部及左小腿胀麻,行走20余米症状加重,间歇性跛行症状明显。外院腰椎CT示:L4-5椎管狭窄。发病至今未予以其他治疗。

查体:腰椎无明显侧弯,腰部无压痛,左臀上居髎穴压痛(+),腰椎后伸受限,双髋活动可,双抬腿可,双下肢肌力伸屈蹈肌肌力Ⅴ级,双膝反射引出,左跟腱反射不明显,右跟腱反射引出。舌质淡红,舌边有齿印,苔薄,脉细。

诊断:腰椎椎管狭窄症(西医);腰痹证(气血亏虚证,中医)。

治则:益气养血,通络止痛。

处方:

(1)黄芪15 g,党参15 g,白术12 g,茯苓12 g,川芎6 g,当归9g,熟地

12 g,陈皮 6 g,川牛膝 9 g,地龙 12 g,伸筋草 15 g,地鳖虫 9 g,路路通 9 g,王不留行 9 g,延胡索 9 g,甘草 3 g。7 剂,煎服。

(2)蒸敷方 4 包,外敷,每日 2 次,每次 1 包,每包药连用 2 日。

(3)腰椎 MRI 检查明确腰椎间盘突出及椎管狭窄程度。

二诊:2018 年 5 月 29 日。

腰部及左小腿胀麻有减轻,苔脉同前。考虑原方有效,故予以地鳖虫改 6 g,加川木瓜 18 g。7 剂,煎服。

另予三七巴布膏 2 盒,外贴,每日 1 次,每次 1 贴,每次用 12 h。

三诊:2018 年 6 月 12 日。

右小腿时有麻木,左小腿胀麻好转。舌红,苔腻,脉细。证属脾虚湿阻、经络痹阻,治拟健脾化湿、通络止痛。

处方:

(1)木香 6 g,陈皮 6 g,半夏 9 g,茯苓 12 g,薏苡仁 15 g,焦山楂 9 g,六神曲 9 g,川朴 6 g,白豆蔻 6g,川牛膝 9 g,怀牛膝 9 g,络石藤 18 g,地龙 9 g,伸筋草 15 g,白芍 12 g,甘草 3 g。7 剂,煎服。

(2)蒸敷方 4 包,用法同前。

【按语】此例为典型腰椎椎管狭窄患者,行走约 20 m 即感疲劳,但无明显阳性体征,初诊舌质淡红、舌边有齿印、苔薄、脉细,李师辨为气血亏虚证,予圣愈汤加减:黄芪、党参、白术、茯苓、熟地补益气血,川芎、当归、王不留行、地鳖虫行血通络,陈皮顾护脾胃,川牛膝、地龙、伸筋草、路路通、延胡索舒筋通络,甘草调和诸药。方中王不留行一味,别名奶米、王不留、麦蓝子、剪金子、留行子,味苦,性平,入肝、胃经,功能活血通经、不乳消痈,主治妇女经行腹痛、经闭、乳汁不通、乳痈、痈肿。《本经》言其,"主金疮,止血逐痛,出刺,除风痹内寒"。《别录》认为该药可"止心烦鼻衄,痈疽恶疮,瘘乳,妇人难产"。《药性论》谓其"治风毒,通血脉"。《日华子本草》言:"治发背,游风,风疹,妇人血经不匀及难产。"《纲目》曰:"王不留行能走血分,乃阳明冲任之药。"俗有"穿山甲、王不留,妇人服了乳长流"之语,可见其性行而不住也。李师在骨伤科疾患中应用该药,旨在取其走而不守、行血通经之功效,使血行、气行而通络。二诊时患者腰部及左小腿胀麻有减轻,予 2018 年 5 月 17 日方地

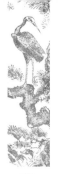

魏氏伤科

防治腰椎间盘突出症理论、模式与实践

蟅虫改6g,加川木瓜18g。因虫类药有小毒,不宜久用,中病即止。李师予减轻地蟅虫用量,加用川木瓜舒筋通络。三诊时患者腿痛、麻木好转,舌红、苔腻、脉细,辨为脾虚湿盛,李师予二陈汤加减,配伍舒筋通络药物。二陈汤出自《局方》卷四(绍兴续添方),由半夏(汤洗7次)5两,橘红5两,白茯苓3两,甘草(炙)1两半组成。功能燥湿化痰、理气和中,主治较广,如:湿痰为患,脾胃不和;胸膈痞闷,呕吐恶心,头痛眩晕,心悸嘈杂,或咳嗽痰多者;痰饮为患,或呕吐恶心,或头眩心悸,或中脘不快,或发为寒热,或因食生冷,脾胃不和;妊娠恶阻,产后饮食不进;气郁痰多眩晕,及酒食所伤眩晕;食疟,诸疟。《丹溪心法附余》曰:"此方半夏豁痰燥湿,橘红消痰利气,茯苓降气渗湿,甘草补脾和中。盖补脾则不生湿,燥湿渗湿则不生痰,利气降气则痰消解,可谓体用兼赅,标本两尽之药也。今人但见半夏性燥,便以他药代之,殊失立方之旨。若果血虚燥症,用姜汁制用何妨。抑尝论之,二陈汤治痰之主药也。"《医方考》云:"名曰二陈,以橘、半二物贵乎陈久耳。"李师三诊方中木香理气,陈皮、半夏、茯苓、薏苡仁健脾,焦山楂、神曲顾护脾胃,川朴、白豆蔻化湿,川牛膝、怀牛膝、络石藤、地龙、伸筋草舒筋,白芍、甘草缓急止痛。

对于腰椎椎管狭窄的诊治,李师不拘于局限的症状、体征,而是从苔脉整体辨证,或活血化瘀,或平肝降逆,或健脾化湿,唯中医辨证是从,灵活遣方,且对于虫类药应用较为严谨,很少多量、长时间应用。

案12 安某某,女,37岁。

初诊:2018年5月17日。

主诉:腰部疼痛不适3周。

现病史:患者3周前无明显诱因下出现腰痛部疼痛,无明显下肢放射痛及麻木症状,否认明显外伤史,休息后症状无明显好转。发病至今未予以正规检查及治疗。

查体:腰椎无明显侧弯,腰椎活动受限,腰椎活动度:前屈65°、后伸15°、左右侧屈20°,腰骶正中及骶髂关节压痛(+),双髋"4"字试验(+),双下肢直腿抬高正常,双下肢伸屈踇肌肌力Ⅴ级,舌质偏暗,苔薄,脉细。

诊断:腰骶痛待查(西医);痹证(瘀血阻络证,中医)。

处方:

(1)腰椎X线平片、骨盆X线平片、腰椎MRI、骶髂关节CT、血沉、抗"O"、CRP、HLA-B27检查,进一步明确诊断。

(2)三七巴布膏2盒,外贴,每日1次,每次1贴,每贴12 h;

(3)祖师麻片2盒,口服,一日3次,一次2片。

二诊:2018年6月12日。

主诉经用药后症状有改善,腰椎平片示:L4-5间隙狭窄;骨盆X线示:骶髂关节间隙略狭窄;腰椎MRI示:L4-5椎间盘后凸;骶髂关节CT示:右骶髂关节间隙略毛糙,间隙存在;血沉、CRP、抗"O"(-)。舌质淡红,苔薄,脉细。

诊断:腰椎间盘突出症(西医);腰痹证(气血不足、腰督失养,中医)。

治则:益气养血,壮腰止痛。

处方:

(1)黄芪15 g,党参12 g,白术12 g,川芎6 g,当归9 g,熟地12 g,陈皮6 g,茯苓12 g,杜仲12 g,肉苁蓉9 g,续断9 g,淫羊藿9 g,延胡索9 g,甘草3 g。7剂,煎服。

(2)蒸敷方4包,外敷,每日2次,每次1包,每包连用2~3日。

三诊:2018年6月19日。

腰痛症状较前减轻,苔脉同前。原方有效,再拟原法出入并加强益气活血止痛之品,上方黄芪改30 g,加香附9 g、地鳖虫6 g。7剂,煎服。

另予蒸敷方4包,用法同前。

【按语】腰椎间盘突出症临床多见腰腿痛,部分患者仅有腰痛,通常称为腰型,本患者初诊时诉有腰痛数周,无腿痛,给予腰椎X线、骨盆X线、腰椎MRI、骶髂关节CT及相关理化检查明确诊断,同时排除脊柱骶髂关节疾病。二诊时,结合苔脉,辨为气血亏虚证,予圣愈汤加减治疗,方中黄芪、党参、白术、茯苓、熟地益气养血,川芎、当归活血通络,陈皮顾护脾胃,杜仲、肉苁蓉、续断、淫羊藿补益肾阳肾气,延胡索缓急止痛,甘草调和诸药。三诊时,患者仍有腰痛,但程度较前减轻,方已奏效,效不更方,予二诊方增加黄芪剂量,重在益气壮腰,二诊方中所入香附,功能理气解郁、调经、安胎,伤科临床多用于胁肋腰痛,本案用之,从苔脉看,未显示明显气滞之象,而李师认为香附

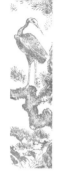

一味,诚如《本草述》中所言"此味于血中行气,则血以和而生,血以和生,则气有所依而健运"。香附本有益气行血之效,此处用之尤妙。另地鳖虫的应用,是取其行血通络而止痛,考虑本例患者气虚为主,故地鳖虫仅短时间应用。

案13 张某某,女,72岁。

初诊:2018年4月26日。

主诉:腰痛伴右下肢麻木1个月。

现病史:患者既往有反复性腰痛20余年,曾外院诊断腰椎间盘突出。近1月来无明显诱因下出现腰痛加重,同时伴有右下肢麻木不适,无明显间歇性跛行,卧床休息后症状改善不明显。

查体:脊柱侧弯,腰椎活动度:前屈80°、后伸10°、左右侧屈20°。腰椎L4-5棘旁1.5 cm压痛(+),右臀上居髎穴压痛(+),右髋"4"字试验(+),双下肢直腿抬高可,双下肢伸踇肌肌力Ⅳ级,双下肢屈踇肌肌力Ⅴ级,双跟腱反射未引出。舌淡,苔薄腻,脉细。

诊断:腰椎间盘突出症(西医);腰痹证(脾虚湿阻型,中医)。

处方:

(1)因患者体内有金属,故予以腰椎间盘CT检查进一步明确椎间盘突出程度。

(2)蒸敷方4包,外敷,一日2次,一次1包,每包连用2~3日。

(3)弥可保片2盒,口服,一日3次,一次1片。

二诊:2018年5月15日。

上次用药后腰痛症状好转,麻木症状亦有改善,腰椎间盘CT示:L4-5椎间盘突出伴椎管狭窄。苔脉同前。证属脾虚湿阻,经络痹阻;治拟健脾化湿、通络止痛。

处方:

(1)白术12 g,山药9 g,白扁豆6 g,茯苓12 g,陈皮6 g,半夏9 g,防己12 g,川芎6 g,当归9 g,伸筋草15 g,路路通9 g,川牛膝9 g,王不留行12 g,络石藤18 g,鸡血藤15 g,甘草3 g。7剂,煎服。

(2)迈之灵1盒,口服,一日2次,一次2片。

(3)弥可保片2盒,口服,用法同前。

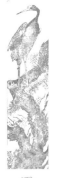

三诊：2018年6月5日。

用药后右下腰疼痛症状好转，右下肢酸胀及右小腿麻木症状明显，舌淡红，苔薄腻，脉细。证属湿邪阻络、经络痹阻，兼具肝肾亏虚。治拟祛风湿，补肝肾，通经络，止痹痛。

处方：

（1）独活9 g，桑寄生9 g，杜仲12 g，党参15 g，白术12 g，川芎6 g，当归9 g，白芍9 g，肉桂6 g，细辛6 g，淫羊藿9 g，肉苁蓉9 g，山萸肉12 g，川牛膝9 g，怀牛膝9 g，鸡血藤15 g，络石藤15 g，甘草3 g。7剂，煎服。

（2）弥可保1盒，口服，用法同前。

（3）迈之灵1盒，口服，用法同前。

（4）三七巴布膏1盒，每晚1~2帖贴于腰部疼痛处，次日上午取下，次日晚再用12 h后去除。

四诊：2018年7月3日。

腰痛及下肢麻木症状好转，舌淡红，苔薄，脉细。再拟补肝肾、通经络调治。

处方：伸筋草15 g，川芎6 g，当归9 g，生地12 g，川牛膝9 g，怀牛膝9 g，地龙9 g，川木瓜18 g，地鳖虫6 g，杜仲12 g，桑寄生9 g，续断9 g，延胡索9 g，没药12 g，路路通9 g，白芍12 g，甘草3 g。7剂，煎服。

【按语】此例主要以腰痛及下肢麻木为主要症状的腰椎间盘突出患者，病史达二十余年，初诊考虑患者近1月有加重情况，初诊予腰椎间盘CT检查明确目前椎间盘突出具体情况，同时予以魏氏伤科蒸敷方外用活血通络止痛；二诊时，结合患者苔脉，考虑脾虚湿阻、经络痹阻，予参苓白术散合二陈汤加减，并配合舒筋通络药物合用，健脾化湿、通络止痛。三诊时，患者湿象渐去，表现为肝肾亏虚兼夹风、寒、湿邪痹阻经络，李师予以独活寄生汤加减；四诊时，苔腻消，患者腰痛及下肢麻木均有好转，李师再次调整，予魏氏伤科伸筋活血汤同时加强补益肝肾调治。通过四诊诊治，可见李师不拘泥一证一方，灵活根据患者苔脉及主诉具体情况，灵活组方。

案14 方某某，男，64岁。

初诊：2018年6月7日。

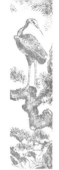

主诉:右侧腰腿疼痛不适1年。

现病史:患者1年前无明显诱因下出现右侧腰腿痛,行走活动受限,去年10月外院腰椎L4-5融合内固定手术,术后疼痛症状缓解,1月后无明显诱因下出现腰部及右膝前及大腿前侧痛症状,同时伴有右下肢麻木症状,另患者主诉有膀胱肿瘤手术病史。

查体:腰椎无明显侧弯,腰椎活动度:前屈65°、后伸10°、左右侧屈10°,腰椎L4-5棘旁右侧1.5 cm压痛(+),右侧臀部居髎穴压痛(+),双下肢直腿抬高正常,右小腿前侧皮肤感觉较对侧减弱,双下肢伸屈蹬肌肌力Ⅴ级,右髂腰肌、股四头肌肌力Ⅴ级,双膝反射亢进,右跟腱反射迟钝。舌淡,苔腻,脉细。

诊断:腰椎间盘突出术后(西医);腰痹证(脾虚湿邪内滞、经络痹阻型,中医)。

治则:健脾化湿、通络止痛。

处方:

(1)苍、白术各12 g,厚朴6 g,薏苡仁15 g,广陈皮6 g,茯苓12 g,防己9 g,川芎9 g,当归9 g,丹参9 g,川牛膝9 g,路路通9 g,地鳖虫9 g,伸筋草15 g,络石藤18 g,延胡索9 g,甘草3 g。14剂,煎服。

(2)下肢肌电图进一步明确下肢神经损害情况。

(3)因患者双膝反射亢进,故予以颈椎MRI检查排除颈椎脊髓受压情况。

二诊:2018年7月12日。

用药后腰部及下肢疼痛症状稍有缓解,脉细,舌质偏暗,苔薄腻。下肢肌电图示:右下肢神经源性损害,累及L5神经根。颈椎MRI检查示:颈椎退变,无明显颈椎间盘突出。

诊断:腰椎间盘突出术后伴腰椎L5神经根性损害。

处方:

(1)建议配合针灸治疗。

(2)上方有效续进,酌以加强祛瘀通络。上方去伸筋草,加三七6 g、透骨草12 g、木瓜18 g。14剂,煎服。

三诊：2018年7月24日。

上述用药后右腰腿痛减轻，舌质淡，苔薄，脉细。再行舒筋通络，方取魏氏伸筋活血汤加减。

处方：

（1）伸筋草15 g，川牛膝9 g，狗脊9 g，秦艽6 g，当归12 g，桑寄生9 g，木瓜18 g，白芍9 g，续断9 g，没药12 g，杜仲12 g，白术12 g，茯苓12 g，山药9 g，木香9 g。7剂，煎服。

（2）弥可保片2盒，口服，一日3次，一次1片。

【按语】此例患者为腰突症术后患者，既往有膀胱肿瘤病史，病情较为复杂，双膝反射亢进。李师首先予以下肢肌电图明确下肢神经损害情况，并予颈椎MRI检查排除颈椎脊髓损害，结合苔脉，辨为脾虚湿阻、经络痹阻，首诊用药重在祛湿通络。方中苍白术、厚朴、薏苡仁化湿，茯苓、防己利水消肿，川芎、丹参活血通络，川牛膝、路路通、地鳖虫、伸筋草、络石藤、延胡索疏通经络，广陈皮顾护脾胃，甘草调和诸药。二诊时下肢肌电图示：右下肢神经源性损害，累及L5神经根，颈椎磁共振检查无明显颈椎间盘突出。排除了颈椎脊髓损害，同时明确了神经根损害情况，根据效不更方的原则，二诊时李师在初诊方基础上加三七、透骨草、木瓜，旨在加强活血通络作用。其中透骨草一味，味苦、辛，性温，有小毒，功能祛风湿、活血、解毒，可用于风湿痹痛，取其活血通络止痛之效。三诊时患者湿象基本去除，李师采用平补平泻之魏氏验方伸筋活血汤加减，辨证既精当，药到病去，中病即止。

案15 肖某某，男，23岁。

初诊：2018年6月26日。

主诉：腰部疼痛不适6个月。

现病史：患者6月前因打篮球不慎扭伤腰部后出现腰部疼痛不适，无明显下肢放射痛及下肢麻木症状，卧床休息后症状改善不明显，一直未予以正规治疗。

查体：腰椎轻度侧弯，腰椎活动度：前屈45°、后伸20°、左右侧屈25°，腰椎L4-5棘间、棘旁压痛(+)，左骶髂关节压痛(+)，左臀部居髎穴压痛(+)，双髋关节"4"字试验(−)，双下肢直腿抬高70°，双下肢伸屈踇肌肌力Ⅴ级，左跟

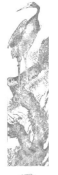

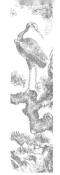

腱反射迟钝。舌淡红,苔薄,脉弦数。

诊断:腰椎间盘突出待排(西医);腰痹证(气血亏虚型,中医)。

处方:

(1)腰椎MR检查明确腰椎间盘突出情况。

(2)骨盆正位片排除骶髂关节病变。

(3)蒸敷方7包,外敷,一日2次,一次1包,每包药连用2~3日。

(4)三七巴布膏4盒,外贴。

二诊:2018年7月10日。

上次用药后症缓。腰椎MRI示:L4-5、L5-S1间盘后突;骨盆X片检查(-)。苔脉同前。

诊断:腰椎间盘突出症(西医);腰痹证(气滞血瘀,中医)。

治则:理气活血,通络止痛。

处方:

(1)蒸敷方4包,用法同前;

(2)弥可保片2盒,口服,一日3次,一次1片;

(3)青皮6 g,枳壳6 g,生地12 g,川芎6 g,当归9 g,地龙9 g,地鳖虫6 g,川牛膝9 g,木瓜18 g,透骨草12 g,伸筋草15 g,路路通9 g,延胡索9 g,甘草3 g。14剂,煎服。

三诊:2018年7月31日。

腰痛好转。查体:腰椎仍有轻度侧弯,腰椎活动可。舌质淡红,脉偏细,苔薄。再拟加强活血止痛调治。

处方:

(1)蒸敷方7包,外敷。

(2)上去青皮、木瓜、路路通,加白芍9 g。7剂,煎服。

四诊:2018年8月21日。

腰痛症状明显好转,腰椎侧弯症状改善,苔脉同前。

处方:

(1)伸筋活血汤3瓶,口服,一日2次,每次15 ml,温水兑服。

(2)注意坐姿。

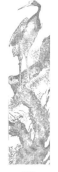

【按语】此例为年轻腰椎间盘突出患者,首诊先予以腰椎MRI及骨盆X片明确腰椎间盘突出及骶髂关节病变,同时予以魏氏伤科蒸敷方对症治疗改善症状。二诊时,结合苔脉,辨气滞血瘀,予以魏氏验方二地汤加减,方中青皮、枳壳理气止痛,生地、当归、川芎活血化瘀,川牛膝、木瓜、透骨草、伸筋草、路路通、延胡索疏通经络。三诊时,患者症状减轻,气血瘀阻之象改善,去青皮、木瓜、路路通,加用白芍缓急止痛。白芍一味,味苦、酸,性微寒,入肝、脾经,具有养血和营、缓急止痛、敛阴平肝之功效。《本草图经》云:"芍药,根亦有赤白二色。"《本草经疏》云:"芍药,气味苦平。风木之邪,伤其中土,致脾络不能从经脉而外行则腹痛;芍药疏通经脉,则邪气在腹而痛者可治也。心主血,肝藏血;芍药禀木气而治肝,禀火气而治心,故除血痹;除血痹则坚积亦破矣。血痹为病,则身发寒热;坚积为病,则或痃或癖;芍药能调血中之气,故皆治之。"四诊时患者诸症平和,予魏氏伤科伸筋活血汤调治。伸筋活血汤药性较为平和,舒筋通络与补肾药物并用,以舒筋通络、活血通络为长,又兼而补益肝肾,通补兼施。

案16 陈某,男,46岁。

初诊:2018年6月21日。

主诉:右臀及下肢外侧酸胀麻半年,大小便正常。

现病史:患者半年前无明显诱因下出现右臀及下肢外侧酸胀疼痛麻木不适,行走活动受限,无明显间歇性跛行,腰痛症状不明显,卧床休息后症状改善不明显。外院腰椎MRI检查示:腰椎L4-5偏右侧椎间盘突出。曾予以消炎止痛、改善微循环、营养神经药物口服治疗,效果不明显。

查体:腰椎活动正常,腰椎棘旁压痛不明显,右侧臀部居髎穴压痛(+),双髋"4"字试验(-),双直腿抬高75°,右伸踇肌肌力Ⅴ级-,右屈踇肌肌力Ⅴ级,双膝、踝反射引出,右小腿前外侧皮肤感觉较对侧减弱。舌红,苔根部薄腻,脉弦。

诊断:腰椎间盘突出症(西医);腰痹证(气滞湿阻、经络痹阻型,中医)。

治则:理气化湿,通络止痛。

处方:

(1)患者右下肢肌力差,有手术指征,向患者说明病情,患者明确表示暂

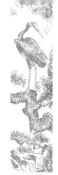

不考虑手术治疗。

(2)枳壳6g,香附9g,生地12g,川芎6g,当归9g,地龙9g,地鳖虫6g,汉防己12g,川牛膝9g,伸筋草15g,木瓜18g,楮实子12g,延胡索9g,甘草3g。7剂,煎服。

(3)弥可保片2盒,口服,一日3次,一次1片。

二诊:2018年7月10日。

右臀及下肢外侧酸胀症状改善,右伸蹈肌力Ⅴ⁻级,舌淡红,苔薄,脉平。

处方:

(1)原方去汉防己,加透骨草12g,地鳖虫改为9g。7剂,煎服。

(2)弥可保片2盒,口服,用法同前。

(3)蒸敷方4包,外敷,一日2次,一次1包,每包药连用2~3日。

(4)登记住院治疗。

三诊:2018年7月17日(住院期间)。

右臀及下肢外侧酸痛症状较稍有改善,右伸蹈肌力Ⅴ⁻级。舌质淡红,苔薄腻,脉细。证属气血肝肾不足、经络失养,治拟补益气血、健脾化湿、强筋通络。

处方:黄芪15g,党参15g,白术12g,山药9g,白扁豆6g,茯苓12g,防己9g,川、怀牛膝各9g,桑寄生9g,杜仲12g,楮实子12g,伸筋草15g,千年健15g,川芎6g,当归9g,甘草3g。7剂,煎服。

四诊:2018年8月14日。

右臀及下肢酸胀症状仍有反复,右伸拇肌肌力Ⅴ级。苔脉同前。治拟益气养血、温经通络。

处方:黄芪15g,党参12g,川芎6g,当归9g,生熟地各12g,茯苓12g,陈皮6g,络石藤18g,鸡血藤15g,川、怀牛膝各9g,桂枝6g,甘草3g。7剂,煎服。

五诊:2018年8月28日。

右臀及下肢有时酸胀,腰部疼痛症状减轻。查体:腰部活动尚可。舌淡红,苔薄白,脉细。处方:上方加威灵仙9g、菟丝子9g。7剂,煎服。

【按语】此例患者为典型腰突症患者,初诊查体示左侧伸拇肌力减退,提示突出间盘压迫神经较为严重，告知患者病情有手术指征，建议行手术治疗，患者有顾虑，暂不考虑手术；结合苔脉，李师辨为气滞湿阻、经络痹阻，方用魏氏伤科验方二地汤加减。方中地龙、地鳖虫为君疏通经络、破血续筋，对改善肌力有一定帮助；枳壳、香附理气止痛，生地、川芎、当归活血化瘀，川牛膝、伸筋草、木瓜、延胡索柔筋止痛。方中加用了楮实子一味，该药味甘，性寒，入肝、肾、脾经，具有滋肾、清肝明目、健脾利水之功效。《别录》曰楮实功能大补益。《药性通考》云："楮实子，充肌肤，助腰膝，益气力，补虚劳，悦颜色，壮筋骨，明目。"《本草求真》云："楮实，书言味甘气寒，虽于诸脏阴血有补，得此颜色润，筋骨壮，腰膝健，肌肉充，水肿消，以致阴痿起、阳气助。"李师加用此药，取其滋肾阴，阳得阴助而使肾阳加速恢复，同时也可改善肌力。二诊时，李师加用透骨草，调整地鳖虫剂量，加强活血通络之功。三诊时，结合苔脉，李师辨证为气血肝肾不足、经络失养，治以补益气血、健脾化湿、强筋通络。四诊时，李师结合苔脉，辨为气血亏虚，予圣愈汤加减。五诊时，加用菟丝子、威灵仙，加强祛风通络止痛和补益肝肾之功。菟丝子味辛、甘，性平，入肝、肾、脾经，有补肾益精、养肝明目、固胎止泄之功，为补脾、肾、肝三经之要药。《本草汇言》云："菟丝子，补肾养肝，温脾助胃之药也。但补而不峻，温而不燥，故入肾经，虚可以补，实可以利，寒可以温，热可以凉，湿可以燥，燥可以润。非若黄柏、知母，苦寒而不温，有泻肾经之气；非若肉桂、益智，辛热而不凉，有动肾经之燥；非若苁蓉、锁阳，甘咸而滞气，有生肾经之湿者比也。"从历代本草著作记载来看，菟丝子一味乃补益肝肾良药。

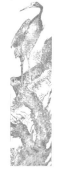